普外科疾病诊疗进展

主编　李元涛　张建民　陈锦福　肖文业

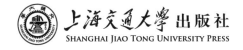

上海交通大学出版社
SHANGHAI JIAO TONG UNIVERSITY PRESS

内容提要

本书不仅简要介绍了普外科常见疾病的解剖基础、病因病理、发病机制、临床表现、辅助检查、诊断鉴别，还全面地讲述了普外科常见病、多发病的诊疗思维和治疗方法。此外，本书注入了近年来普外科的新概念、新技术，这使得本书兼具科学性、规范性、实用性，能够帮助提高普外科医师诊治常见病、多发病的能力，适合广大普外科医师阅读使用。

图书在版编目（CIP）数据

普外科疾病诊疗进展 / 李元涛等主编. --上海 ：
上海交通大学出版社，2023.12
ISBN 978-7-313-29403-6

Ⅰ．①普… Ⅱ．①李… Ⅲ．①外科－疾病－诊疗
Ⅳ．①R6

中国国家版本馆CIP数据核字（2023）第169752号

普外科疾病诊疗进展
PUWAIKE JIBING ZHENLIAO JINZHAN

主　　编：李元涛　张建民　陈锦福　肖文业			
出版发行：上海交通大学出版社	地　　址：上海市番禺路951号		
邮政编码：200030	电　　话：021-64071208		
印　　制：广东虎彩云印刷有限公司			
开　　本：710mm×1000mm　1/16	经　　销：全国新华书店		
字　　数：208千字	印　　张：12		
版　　次：2023年12月第1版	插　　页：2		
书　　号：ISBN 978-7-313-29403-6	印　　次：2023年12月第1次印刷		
定　　价：198.00元			

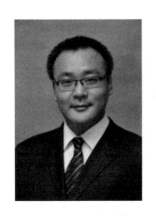

李元涛

　　男，1974年生，毕业于山东中医药大学临床医学专业，现就职于山东第一医科大学第一附属医院，兼任中国民族医药学会肛肠专业委员会理事、中国医师协会中西医结合医师分会肛肠病学专家委员会青年部委员、中国老年保健协会盆底医学专业委员会青年委员。擅长普外科及大肠肛门病的中西医结合诊治。

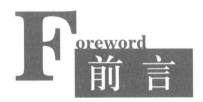

前 言

在医学领域中,外科学是技术与科学构成的学科。普外科是外科的重要组成部分,其患者数量繁多,病种多样,诊疗方法复杂。因此,普外科疾病十分考验外科医师的基本功。进入 21 世纪,随着社会的进步、医学技术的飞速发展,大量新知识得到发掘,大量新技术得到应用,外科医师们的探索和实践使得普外科的基础理论、诊疗技术不断革新。因此,我国普外科疾病的诊疗水平不断提高,某些领域已达到国际先进水平,这使得普外科焕发了新的生机。在这样的背景下,普外科专业化程度日趋增高成为必然,这对培养建设高素质的普外科人才团队提出了更高的要求。为了普及和更新普外科疾病诊疗的知识,加快人才团队建设,本书编者在多年临床工作的基础上,参考大量相关文献资料,编写了《普外科疾病诊疗进展》一书。

本书以保证实用性为原则、以治疗为主线、以疾病为中心,紧密结合临床,旨在提高普外科医师诊治常见病、多发病的能力。内容编写上由普外科基本操作切入,涵盖了胃肠、肝胆、胰腺、结直肠及肛门等脏器的常见病、多发病,对各种疾病的解剖基础、病因病理、临床表现、辅助检查、诊治方法进行了详细阐述,且注入了普外科疾病的新概念、新技术以及编者对治疗疾病的独到见解。本书结构严谨、重点突出、层次分明,用通俗易懂的语言和深入浅出的文笔,呈现了普外科近些年的基本知识和先进的手术方式，展现了国内外普外科的新动态，能够指导普外科医师在复杂的病情中抓住主要线索，针对不同患者的实际情况选择合适的诊疗方案。本书可作为临床医师的辅助参考材料，也适合医学院校学生使用。

本书在编写过程中，各位编者耗费了大量心血，借鉴了诸多普外科临床相关的书籍与文献资料，在此对这些资料的作者表示由衷的感谢，希望本书能为广大普外科临床工作者提供帮助。由于编者均为临床医师，编写水平有限，本书难免有疏漏及不足之处，敬请广大读者批评指正，以便更好地总结完善，共同学习，共同进步。

《普外科疾病诊疗进展》编委会

2023 年 6 月

C目录
ontents

第一章

普外科基本操作

第一节 切　开

一、手术刀的传递及执法

传递手术刀时,递者应握住刀片与刀柄衔接处,背面朝上,将刀柄的尾部交给术者,切不可刀刃朝向术者传递,以免刺伤术者。

依据切开部位、切口长短、手术刀片的大小,旋转合适的执刀方法(图 1-1)。

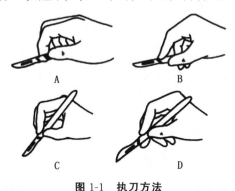

图 1-1　执刀方法

A.执弓法;B.握持法;C.执笔法;D.反挑法

(1)执弓法:用于胸腹部较大切口。

(2)握持法:用示指压住刀背,下刀有力,用于坚韧组织的切开。

(3)执笔法:动作和力量放在手指,使操作轻巧,精细。

(4)反挑法:刀刃向上挑开组织,以免损伤深部组织及器官,常用于浅表脓肿的切开。

二、切开方法

(一)操作前准备

(1)高级皮肤切开缝合模块。

(2)将刀片与刀柄进行组装。

(二)操作步骤

(1)将选定的切口线用专用划线笔标记,然后消毒皮肤及铺巾。

(2)较大的切口由手术者与助手用手在切口两旁或上下将皮肤固定。

(3)小切口由术者用拇指及示指在切口两旁固定。

(4)术者拿手术刀,将刀腹刃部与组织垂直,防止斜切,刀尖先垂直刺入皮肤,然后再转至与皮面呈45°斜角,用刀均匀切开皮肤及皮下组织,直至达到预定切口的长度,再将刀转成90°与皮面垂直方向,将刀提出切口。

(三)注意事项

(1)切开时要掌握用刀力度,力求一次切开全层皮肤,使切口呈线状,切口边缘平滑,避免多次切割导致切口边缘参差不齐影响愈合。

(2)切开时也不可用力过猛,以免误伤深部重要组织。

(3)皮下组织宜与皮肤同时切开,并须保持同一长度,若皮下组织切开长度较皮肤切口为短,则可用剪刀剪开。

(4)切开皮肤和皮下组织后随即用手术巾覆盖切口周围(现临床上多用无菌薄膜粘贴切口部位后再行切开)以隔离和保护伤口免受污染。

(5)注意无论哪一种持刀法,都应以刀刃突出面与组织呈垂直方向,逐层切开组织,不要以刀尖部用力操作。执刀过高控制不稳,过低又妨碍视线,故要适中。

三、手术切口选择原则

(1)切口应选择于病变部位附近,通过最短途径以最佳视野显露病变。

(2)切口应对组织损伤小,不损伤重要的解剖结构如血管神经等,不影响该部位的生理功能,创伤小,失血少,切开和关闭便捷。

(3)力求快速而牢固地愈合,并尽量照顾美观,不遗留难看的瘢痕。

(4)切口必须有足够的长度,长短适宜,使之能容纳手术的操作和放进必要的器械,切口宁可稍大而勿太小,并且需要时应易于延长。

(5)应根据患者的体型、病变深浅、手术的难度及麻醉条件等因素来计划切口的大小。

第二节　缝　　合

一、缝合原则

由深到浅缝,按层次对合。浅而短的切口可按一层缝合,但缝合必须包括各层组织。

二、缝合要求

(1)缝线所包括的组织应等量、对称、对合整齐。

(2)组织缝合后不能留无效腔。

(3)针距、边距对等。

(4)松紧程度要适度。

(5)选择合适的缝线。

三、缝合方法

(一)操作前准备

高级皮肤切开缝合模块、角针、缝线。

(二)操作步骤

以皮肤间断缝合为例说明。

(1)进针:缝合时左手执有齿镊,提起皮肤边缘;右手执持针钳,用腕臂力由外旋进,顺针的弧度垂直于皮肤刺入皮肤,经皮下从对侧切口皮缘穿出。

(2)拔针:可用有齿镊顺针前端顺针的弧度外拔,同时持针器从针后部顺势前推。

(3)出针。

(4)夹针:当针要完全拔出时,阻力已很小,可松开持针器,单用镊子夹针继续外拔,持针器迅速转位再夹针体(后弧处),将针完全拔出,由第一助手打结,第二助手剪线,完成缝合步骤。

四、临床常用缝合方法及适用范围

(一)单纯缝合法

该法是使切口创缘的两侧直接对合的一类缝合方法,如皮肤缝合。

(1)单纯间断缝合:操作简单,应用最多,每缝一针单独打结,多用在对皮肤、皮下组织、肌肉、腱膜的缝合,尤其适用于有感染的创口缝合。

(2)连续缝合法:在第一针缝合后打结,继而用该缝线缝合整个创口,结束前的一针,将重线尾拉出留在对侧,形成双线与重线尾打结。

(3)连续锁边缝合法:操作省时,止血效果好,缝合过程中每次将线交错,多用于胃肠道断端的关闭、皮肤移植时的缝合。

(4)"8"字缝合:由两个间断缝合组成,缝扎牢固省时,如筋膜的缝合。

(二)内翻缝合法

该法使创缘部分组织内翻,外面保持平滑,如胃肠道吻合和膀胱的缝合。

(1)间断垂直褥式内翻缝合法:又称伦字特(Lembert)缝合法,常用于胃肠道吻合时缝合浆肌层。

(2)间断水平褥式内翻缝合法:又称何尔斯得(Halsted)缝合法,多用于胃肠道浆肌层缝合。

(3)荷包缝合法:在组织表面以环形连续缝合一周,结扎时将中心内翻包埋,表面光滑,有利于愈合。常用于胃肠道小切口或针眼的关闭、阑尾残端的包埋、造瘘管在器官的固定等。

(三)外翻缝合法

该法使创缘外翻,被缝合或吻合的空腔之内面保持光滑,如血管的缝合或吻合。

(1)间断垂直褥式外翻缝合法:如松弛皮肤的缝合。

(2)间断水平褥式外翻缝合法:如皮肤缝合。

(四)减张缝合法

对于缝合处组织张力大、全身情况较差时,为防止切口裂开可采用此法。主要用于腹壁切口的减张。缝合线选用较粗的丝线或不锈钢丝,在距离创缘 2.0～2.5 cm 处进针,经过腹直肌后鞘与腹膜之间均由腹内向皮外出针,以保层次的准确性,亦可避免损伤脏器。缝合间距离 3～4 cm,所缝合的腹直肌鞘或筋膜应较皮肤稍宽。使其承受更多的切口张力,结扎前将缝线穿过一段橡皮管或纱布做的枕垫,以防皮肤被割裂。结扎时切勿过紧,以免影响血运。

(五)皮内缝合法

皮内缝合法可分为皮内间断及皮内连续缝合两种,皮内缝合应用眼科小三角针、小持针钳及 0 号丝线。

缝合要领:从切口的一端进针,然后交替经两侧切口边缘的皮内穿过,一直缝到切口的另一端穿出,最后抽紧,两端可作蝴蝶结或纱布小球垫。常用于对外露皮肤切口的缝合。其缝合的好坏与皮下组织缝合的密度、层次对合有关。如切口张力大,皮下缝合对拢欠佳,不应采用此法。此法缝合的优点是对合好、拆线早、愈合瘢痕小、美观。

第三节　打　　结

一、操作前准备

打结训练器、缝线。

二、操作步骤

(一)单手打结

单手打结法简便迅速,临床最为常用。

1.上手结

(1)左手拿起下方线端,右手拇指与环指握住上方线尾端,右手示指在右手线端外侧向左侧勾线,同时向左侧移动,靠近下方线。

(2)右手示指将线勾往左侧后,上下两根线接触形成一个线圈,示指用指腹勾住下方线,并用指背将右手原握在示指、环指中的线尾从线圈中挑出,改由右手拇指、示指持线尾,左手线提起,右手线下压,交换线的位置,打成第一个上手结。

2.下手结

(1)左手拿上方线端,右手拇指、示指握住下方线线尾,手心朝下,同时将环指、小指压于线上。

(2)右手翻手腕,手心朝上,此时线在手指掌侧,上方线下压靠近下方线。

(3)右手环指越过上方线将原右手示指、中指所持线线尾挑出,并用环指、小指加紧线尾带出线圈,再递到右手示指、中指捏紧,左手线下压,右手线提起,交换线的位置,打成第二个下手结。

一个上手结和一个下手结组成一个完整的方结。

(二)持针器打结

持针器打结法通过绕长线夹短线进行打结,用于深部结扎或线头太短徒手打结有困难时的结扎。

三、注意事项

(1)无论何种打结方法,打结后注意必须交换线的位置。

(2)无论用何种方法打结,相邻两个单结的方向不能相同,否则易做成假结而松动。

(3)打结是两手用力点和结扎点三点应成一条直线,压线时应用打结手压线结使之牢固结扎于相应位置。

(4)选择适当长短和粗细的结扎线。

(5)打结时避免用力提拉组织,避免结扎线将组织或血管撕裂。

(6)遇张力较大的组织结扎时,助手可用一把无齿镊(钳)夹住第一结扣,待收紧第二结扣时再移除器械。

第四节 拆 线

一、拆线方法

(一)操作前准备

(1)常规消毒用品、拆线剪、镊子、无菌大纱布、胶布。

(2)暴露手术切口缝合部位。

(二)操作步骤

(1)揭开敷料,暴露缝合口。

(2)用75%乙醇或聚维酮碘(碘伏)先后由内至外消毒缝合口及周围皮肤5～6 cm,消毒三遍,待干。

(3)检查切口是否已牢固愈合,确定后再行拆线。

(4)左手持镊子将线结轻轻提起,右手将微微张开的线剪尖端插入线结与皮肤之间的间隙,平贴针眼处的皮肤将线剪断,然后,快速轻巧地将缝线朝剪断侧拉出。拆完缝线后,用酒精棉球再擦拭一次,盖以敷料,再以胶布固定。若伤口愈合不可靠,可间断拆线。

(5)如伤口表面裂开,可用蝶形胶布在酒精灯火焰上消毒后,将两侧拉合固定,包扎。

(6)拆线时动作要轻,不可将结头两端线同时剪断,以防缝线存留皮下。

(三)注意事项

(1)只能将线结提拉起来原包埋于皮肤下的线剪断,禁止将原暴露在皮肤外的线剪断,以免造成污染。

(2)剪断缝线后抽线时要顺剪断侧方向拉出,不要逆方向,防止用力过猛导致切口裂开。

二、拆线时间

拆线时应注意不使原来显露在皮肤外面的线段经过皮下组织以免招致细菌污染。

缝线的拆除时间应结合切口部位、局部血液供应情况、患者的年龄及营养状况、切口的大小与张力等因素综合考虑来决定。一般来说,头、面、颈部切口在术后4～5日拆线;下腹部、会阴部6～7日;胸、上腹、背、臀部7～9日;四肢10～12日(近关节处还可适当延长一些);减张缝合14日。

有时可先采用间隔拆线;已化脓伤口应立即拆线;青少年患者可适当缩短拆线时间;年老、营养不良、糖尿病患者可延迟拆线时间。

三、剪线

正确的剪线方法是手术者结扎完毕后,将双线尾提起略偏向手术者的左侧,助手将剪刀微张开,顺线尾向下滑动至线结的上缘,再将剪刀向上倾斜45°左右,然后将线剪断。倾斜角度越大,留的线头越长。

为了防止结扣松开,须在结扣外留一段线头。埋在组织内的结扎线头,在不引起松脱的原则下剪得越短越好。丝线、棉线一般留1～2 mm,,但如果为较大血管的结扎,保留线头应稍长;肠线保留3～4 mm;不锈钢丝保留5～6 mm,并应将"线头"扭转,埋入组织中。皮肤缝合后的结扎线的线头留1 cm,以便拆线。细线可留短些,粗线留长些,浅部留短些,深部留长些;结扎次数多的可留短,次数少可留长些;重要部位应留长。

第二章

胃、十二指肠疾病

第一节　胃、十二指肠解剖与生理

一、胃的解剖与生理

（一）胃的形态和分部

胃的形态可受体位、体型、年龄、性别和胃的充盈状态等多种因素的影响。胃在完全空虚时略呈管状，高度充盈时可呈球囊形。

胃有前、后壁，大、小弯和入、出口。胃前壁朝向前上方，后壁朝向后下方。

胃小弯凹向右上方，其最低点弯度明显折转处称角切迹。胃大弯大部分凸向左下方。胃的近端与食管连接处是胃的入口称贲门。贲门的左侧，食管末端左缘与胃底所形成的锐角称贲门切迹。胃的远端接续十二指肠处，是胃的出口称幽门。由于幽门括约肌的存在，在幽门表面，有一缩窄的环行沟，幽门前静脉常横过幽门前方，这为胃手术提供了确定幽门的标志。

通常将胃分为贲门部、胃底、胃体、幽门部4部。贲门附近的部分称贲门部，界域不明显；贲门平面以上，向左上方膨出的部分为胃底，临床有时称胃穹隆，内含吞咽时进入的空气，约50 mL，X线胃片可见此气泡；自胃底向下至角切迹处的中间大部分称胃体；胃体下界与幽门之间的部分称幽门部。幽门部的大弯侧有一不甚明显的浅沟称中间沟，将幽门部分为右侧的幽门管和左侧的幽门窦。幽门窦通常位于胃的最低部，胃溃疡和胃癌多发生于胃的幽门窦近胃小弯处；幽门管长2～3 cm（图2-1）。

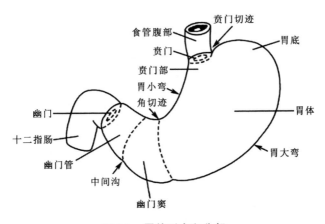

图 2-1 胃的形态和分部

此外,根据活体 X 线钡餐透视,可将胃分成 3 型(图 2-2)。

1.钩型胃

钩型胃呈丁字型,胃体垂直,胃角呈明显的鱼钩形,胃大弯下缘几乎与髂嵴同高,此型多见于中等体型的人。

2.角型胃

胃的位置较高,呈牛角形,略近横位,多位于腹上部,胃大弯常在脐以上,胃角不明显,常见于矮胖体型的人。

3.长胃

胃的紧张力较低,全胃几乎均在中线左侧。内腔上窄下宽。胃体垂直呈水袋样,胃大弯可达髂嵴平面以下,多见于瘦长体型的人,女性多见。

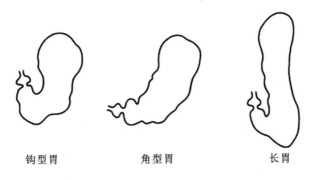

钩型胃   角型胃   长胃

图 2-2 胃的形态

(二)胃的位置

胃的位置常因体型、体位和充盈程度不同而有较大变化。通常,胃在中等程

— 9 —

度充盈时,大部分位于左季肋区,小部分位于腹上区。胃前壁右侧部与肝左叶和方叶相邻,左侧部与膈相邻,被左肋弓掩盖。胃前壁的中间部分位于剑突下方,直接与腹前壁相贴,是临床上进行胃触诊的部位。胃后壁与胰、横结肠、左肾上部和左肾上腺相邻,胃底与膈和脾相邻。

胃的贲门和幽门的位置比较固定,贲门位于第 11 胸椎椎体左侧,幽门约在第 1 腰椎椎体右侧。胃大弯的位置较低,其最低点一般在脐平面。胃高度充盈时,胃大弯下缘可达脐以下,甚至超过髂嵴平面。胃底最高点在左锁骨中线外侧,可达第 6 肋间隙高度。

(三)胃壁的结构

胃壁分为黏膜层、黏膜下层、肌层和外膜 4 层。

黏膜层柔软,血供丰富,呈橘红色,胃空虚时形成许多皱襞,充盈时变平坦。沿胃小弯处有 4～5 条较恒定的纵行皱襞,襞间的沟称胃道。在食管与胃交接处的黏膜上,有一呈锯齿状的环形线,称食管胃黏膜线或齿状线,该线是胃镜检查时鉴别病变位置的重要标志。幽门处的黏膜形成环形的皱襞称幽门瓣,突向十二指肠腔内(图 2-3),有阻止胃内容物进入十二指肠的功能。黏膜下层由疏松结缔组织构成,内有丰富的血管、淋巴管和神经丛,在胃扩张和蠕动时起缓冲作用。肌层较厚,由外纵、中环、内斜的 3 层平滑肌构成(图 2-4)。外层的纵行肌,以胃小弯和大弯处较厚。中层的环行肌较纵行肌发达,环绕于胃的全部,该层在幽门处较厚称幽门括约肌,在幽门瓣的深面,有延缓胃内容物排空和防止肠内容物逆流至胃的作用。内层的斜行肌是由食管的环行肌移行而来,分布于胃的前、后壁,起支持胃的作用。胃的外膜为浆膜层。临床上常将胃壁的 4 层一起称为全层,将肌层和浆膜两层合称为浆肌层。

二、十二指肠的解剖与生理

十二指肠介于胃与空肠之间,由于相当于 12 个手指并列的长度因而得名,全长约 25 cm。十二指肠是小肠中长度最短、管径最大、位置最为固定的部分。十二指肠始末两端被腹膜包裹,较为活动,属于腹膜内位器官;其余均为腹膜外位器官,被腹膜覆盖而固定于腹后壁。十二指肠既接受胃液,又接受胰液和胆汁,因此十二指肠的消化功能十分重要。十二指肠呈现非常恒定的"C"型弯曲,包绕胰头,可分上部、降部、水平部和升部 4 部。

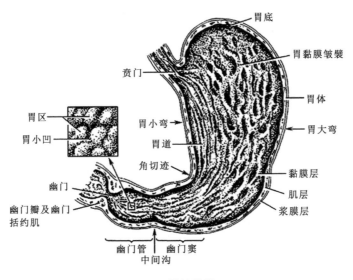

图 2-3　胃的黏膜

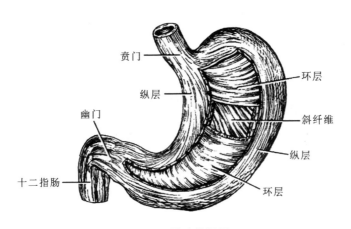

图 2-4　胃壁的肌层

(一)上部

上部长约 5 cm,是十二指肠中活动度最大的一部分。起自幽门,水平行向右后方,至胆囊颈的后下方,急转向下,移行为降部。上部与降部转折处形成的弯曲称十二指肠上曲。十二指肠上部近侧与幽门相连接的一段肠管,长约 2.5 cm,由于其肠壁薄、管径大、黏膜面光滑平坦、无环状襞,临床常称此段为十二指肠球,是十二指肠溃疡及穿孔的好发部位。

(二)降部

降部长 7～8 cm,起自十二指肠上曲,垂直下行于第 1～3 腰椎椎体和胰头的右侧,至第3腰椎椎体右侧,弯向左行,移行为水平部,转折处的弯曲称十二指肠下曲。降部的黏膜形成发达的环状襞;十二指肠纵襞下端的圆形隆起称十二指肠大乳头,为肝胰壶腹的开口处。在大乳头上方(近侧)1~2 cm处,有时可见到十二指肠小乳头。

(三)水平部

水平部又称下部,长约10 cm,起自十二指肠下曲,横过下腔静脉和第3腰椎椎体的前方,至腹主动脉前方、第3腰椎椎体左前方,移行于升部。肠系膜上动、静脉紧贴此部前面下行。在某些情况下,肠系膜上动脉可压迫该部引起十二指肠梗阻。

起于腹主动脉的肠系膜上动脉与腹主动脉之间构成一锐角,并将十二指肠水平部的远段夹于角内。该夹角因受空回肠重力的影响,角度被牵拉变小。若角度过小,则水平部肠管可被挤压,发生梗阻。临床上称此为肠系膜上动脉压迫综合征。在发育过程中,小肠系膜过紧地附着于腹后壁,或肠系膜上动脉自腹主动脉发出的位置过低,都是造成角度过小的因素。

(四)升部

升部长2~3 cm,自水平部末端起始,斜向左上方,至第2腰椎椎体左侧转向下,移行为空肠。十二指肠与空肠转折处形成的弯曲称十二指肠空肠曲。十二指肠空肠曲的上后壁被一束由肌纤维和结缔组织构成的十二指肠悬肌固定于右膈脚上。十二指肠悬肌和包绕于其下段表面的腹膜皱襞共同构成十二指肠悬韧带,又称 Treitz 韧带。在腹部外科手术中,Treitz 韧带可作为确定空肠起始的重要标志。

第二节　胃　炎

一、急性胃炎

(一)病因

1.外源性因子

(1)药物:最常见的是非甾体类抗炎药,如阿司匹林、吲哚美辛、布洛芬、吡罗昔康(炎痛喜康)及含这类药物的感冒药。此外皮质类固醇、某些抗生素、氯化钾、洋地黄和抗代谢类药等均可引起胃黏膜糜烂。五肽促胃液素或增大剂量组胺做胃液分泌试验有时亦可发生胃黏膜糜烂。

（2）乙醇和刺激性饮料：一次大量饮酒可引起急性胃黏膜损伤、胃糜烂，甚至大量出血。长期酗酒者常引起慢性胃炎，最后导致胃腺体萎缩。

（3）生物因子：细菌及其毒素造成食物中毒，常见致病菌为沙门菌、嗜盐菌和葡萄球菌。沙门菌属多感染家禽和家畜，而嗜盐菌多见于蟹、螺、海蜇等海产和腌渍食品。葡萄球菌引起急性胃肠炎的致病因素是葡萄球菌毒素。夏季室温高，最适宜这类细菌繁殖。文献报告志愿者吞服幽门螺杆菌后可引起急性胃炎，若机体免疫力差或幽门螺杆菌未能清除，可转化为慢性活动性胃炎。作为生物感染，偶见进食生鱼片后感染异尖线虫，其幼虫寄生于胃壁，使胃黏膜水肿、充血和出血，造成急性异尖线虫病。

（4）机械性和物理性损伤：留置胃管、胃内异物、胃柿石、食管裂孔疝可机械性损伤胃黏膜。上腹部肿瘤作深部放射治疗后可引起胃黏膜细胞更新抑制和黏膜下小血管受损，黏膜损伤程度和照射的时间和强度有关，引起急性或慢性胃炎。

（5）腐蚀性化学物质：吞服强酸（硝酸、盐酸、硫酸）或强碱（苛性钾或钠）、煤酚皂溶液（来苏尔）、氯化汞、砷、磷等强烈腐蚀剂。强酸可使蛋白质和角质溶解或凝固；强碱和组织接触后，迅速吸收组织内水分，并与组织蛋白质结合为胶冻样碱性蛋白盐，使脂肪酸皂化，造成严重组织坏死，此种急性胃炎又称腐蚀性胃炎。

2.内源性因子

（1）各种严重疾病：如严重创伤、烧伤、大手术、颅脑病变、肝肾或呼吸功能衰竭、休克等原因造成胃黏膜缺氧、缺血和胃黏膜屏障破坏。部分患者胃酸分泌过多，胆汁、胰液反流入胃亦可能是有关因素，常称为应激性胃炎，有时可引起胃十二指肠急性溃疡。因脑血管障碍、头部外伤和脑手术后等引起的溃疡称为Cushing溃疡。广泛灼热伤所引起的溃疡称为Curling溃疡。应激性胃炎有时也可由精神心身刺激（如亲属死亡、天灾、事故等）引起。

（2）缺血性或淤血性损伤：胃的血流供应丰富，侧支较多，一般不发生缺血，胃的血管炎也很少见。主要见于腹腔动脉栓塞治疗后，部分见于动脉硬化老年患者，因供胃动脉的血栓形成或栓塞造成供血不足，但十分少见。淤血性损伤见于肝硬化门静脉高压时，在肝硬化并发上消化道出血患者中，约1/4是由于急性胃黏膜病变或溃疡病，而不是静脉曲张破裂出血。

（3）急性蜂窝织炎或化脓性胃炎：很少见。全身感染性疾病、败血症时细菌通过血流或淋巴管播散至胃壁，致病菌常为溶血性链球菌，有时为葡萄球菌、肺炎双球菌或大肠埃希菌。病势凶险，多见于垂危状态患者，多数病例仅从尸体解剖得到证实。

（二）发病机制

主要是由于致病因子的过强刺激，直接或间接损伤了胃黏膜防御机制。

胃黏膜防御机制：胃的黏膜屏障、黏液 HCO_3^- 屏障、黏膜上皮的快速修复功能、黏膜和黏膜下丰富的血流、前列腺素、某些肽类物质（表皮生长因子、生长抑素）和自由基清除系统。黏膜屏障破坏，使胃腔中的 H^+ 反弥散至胃壁，黏膜中肥大细胞释出组胺，引起血管充血、出血、黏膜水肿、间质液外渗，并刺激壁细胞分泌盐酸，刺激主细胞分泌胃蛋白酶原。若致病因子损及腺颈部细胞，可使胃黏膜的正常修复迟缓、更新减少，更易发生糜烂。

非甾体类抗炎药可抑制环氧合酶活性，阻碍胃黏膜内前列腺素合成。阿司匹林还可使血小板凝集低下、黏液分泌减少，它在酸性胃液中呈非离子化，可弥散入表层细胞膜直接破坏细胞。乙醇还可直接损伤黏膜血管，造成局部缺血和上皮下出血。服用非甾体类抗炎药期间，乙醇可使黏膜损害加重。抗代谢类药物和大剂量 X 线照射使胃黏膜细胞的更新过程中断造成黏膜糜烂。

应激所致的急性胃炎，皮质-垂体前叶-肾上腺皮质轴活动亢进、交感-副交感神经系统不均衡状态和交感神经-肾上腺髓质的兴奋参与发病，而胃是最敏感的靶器官之一。

（三）病理

胃黏膜充血、水肿，表面有片状渗出物和黏液覆盖。在黏膜皱襞上常有出血点和糜烂，病变可呈局限性或弥漫性。表层上皮细胞坏死脱落而产生糜烂，黏膜固有层血管损害则引起出血和血浆外渗。出血可为新鲜出血或暗红陈旧出血或上皮下出血，糜烂数目多少不一，其直径常为数毫米，较大的糜烂有纤维素物质覆盖，糜烂加深可累及胃腺体。

胃黏膜的炎症程度不一，黏膜固有膜有中性粒细胞、淋巴细胞、浆细胞和少量嗜酸性粒细胞浸润，并有水肿。表层上皮细胞和腺体细胞有不同程度的变性和坏死。脱落的上皮细胞和中性粒细胞可充斥腺体的管腔。严重者黏膜下层亦有水肿和充血。

腐蚀性胃炎若腐蚀剂浓度高、接触时间长，会迅速导致胃黏膜凝固性坏死、糜烂和溃疡，有时涉及整个胃腔，甚至穿孔，并在数天内出现上消化道出血和腹膜炎,后期出现胃的局部狭窄和幽门梗阻。

化脓性胃炎为整个胃壁炎性增厚,黏膜下层尤为显著,见有大量中性粒细胞浸润、黏膜坏死、血栓形成和出血。病变弥漫者,表现为胃壁脓性蜂窝组织炎;局限者表现为胃壁脓肿形成。

(四)临床表现

常有上腹痛、胀满、恶心、呕吐和食欲不振等,重者可有呕血、发热、脱水、酸中毒,甚至休克。部分患者可无症状。

药物和应激性引起者,有时以突然黑便或呕血为首发症状。少量出血仅大便隐血试验阳性,大量出血可引起出血性休克。在所有上消化道出血的疾病中,急性糜烂性胃炎占 10%~30%,仅次于溃疡病。

细菌或其毒素污染食物引起的,经过短暂的潜伏期而发病,常伴有急性肠炎,故腹泻也是突出症状。

上腹部压痛是常见体征,有时上腹胀气明显,尤其多见于严重疾病引起的急性胃炎出血者。腐蚀性胃炎因口腔黏膜、食管黏膜和胃黏膜都有损害,口腔、咽喉黏膜充血、水肿和糜烂,并有疼痛、吞咽困难和呼吸困难(由于喉头水肿)。胃部症状表现为上腹痛、恶心和呕吐,吐出物常为血性黏液,严重者可发生食管或胃穿孔,引起胸膜炎或弥漫性腹膜炎。

化脓性胃炎起病常急骤,有上腹部剧痛、恶心和频繁呕吐、寒战和高热,血压可下降,出现中毒性休克,可并发胃穿孔、弥漫性腹膜炎、血栓性门静脉炎和肝脓肿。体检示上腹部压痛明显、腹肌紧张,酷似急腹症。

(五)诊断

根据病因和症状作出诊断,并经胃镜检查确诊。但吞服腐蚀剂者禁忌胃镜检查。有长期服非甾体类抗炎药、酗酒以及临床重危患者,均应想到急性胃炎可能。内镜可见胃黏膜充血水肿,黏液分泌增多,常有黏膜点状或片状出血、血痂和上皮下出血、糜烂和浅溃疡,并为多发性。黏液湖内有新鲜或陈旧血液。X线钡餐检查无诊断价值。

(六)鉴别诊断

对仅有上消化道出血而无临床症状者,主要依靠急诊胃镜诊断。因胃黏膜修复能力很强,所以胃镜检查要及时。以腹痛为主要症状的急性胃炎,应与急性胰腺炎、胆囊炎和急性阑尾炎等急腹症鉴别,本病常有原因问及。急性心肌梗死时,通过神经反射可表现为上腹痛和呕吐,酷似急性胃炎,需提高警惕。出血者做呕吐物或大便隐血试验、红细胞计数和血红蛋白测定。感染因素引起者,做白细胞计数和分类检查、大便常规和培养。

（七）治疗

首先应去除病因,给予镇静、禁食、补液、解痉、止吐等对症支持治疗。以后可流质或半流质饮食。呕吐者肌内注射甲氧氯普胺。腹痛用阿托品或莨菪碱等解痉药。因频繁呕吐等引起水、电解质紊乱者,应静脉输液纠正。

H_2受体拮抗剂(雷尼替丁、法莫替丁等)或质子泵抑制剂(奥美拉唑、泮托拉唑等)能较强抑制胃酸分泌,为胃黏膜修复创造良好环境,对控制出血和糜烂有较好效果。抗酸剂和胃黏膜保护剂复方氢氧化铝片、氢氧化铝、硫糖铝等亦为常用首选药物。米索前列醇或八肽生长抑素,其能抑制胃酸分泌,并有细胞保护作用。细菌感染引起者选用抗生素治疗为主。

急性胃炎并发大量出血者,在应用酸分泌抑制剂和加强全身治疗的同时,插胃管冰水洗胃或在冰水中加去甲肾上腺素(每 200 mL 冰水中加 8 mL),或同管内滴入碳酸氢钠,浓度为 1 000 mmol/L,24 小时滴 1 L,使胃内 pH 保持在5以上。凝血酶是有效的局部止血药,并有促进创面愈合作用,大剂量时止血作用显著。常规的止血剂,如卡巴克络(安络血)、抗血栓溶芳酸和酚磺乙胺(止血敏)等可静脉应用,但效果不及酸分泌抑制剂。

内镜检查有明显黏膜活动性出血者,可在直视下止血。

二、慢性胃炎

（一）病因及发病机制

1.幽门螺杆菌感染

幽门螺杆菌是慢性胃炎最主要病因。幽门螺杆菌经粪-口或口-口途径感染,其对胃黏膜表层尿素和碳酸氢钠有趋化性,细菌外壁有黏附素可紧贴胃上皮细胞,因此它在胃蠕动和细胞更新快的胃腔环境中不被排出。幽门螺杆菌能分泌很多酶,其中有高活性的尿素酶,分解尿素,产生氨而中和胃酸,形成利于幽门螺杆菌定居和繁殖的局部微环境。并使 H^+-K^+-ATP 酶活性下降,阻止 H^+ 由壁细胞内向胃腔的主动转运。幽门螺杆菌一般不侵入腺体和固有膜中,不被吞噬细胞吞噬;且多数幽门螺杆菌存在于黏液层,使机体的免疫机制无法发挥作用;细菌能改变其抗原性。幽门螺杆菌的这些生物学特性,使它能在胃内长期定居繁殖,造成慢性感染。

幽门螺杆菌的致病性主要表现在以下几个方面。①尿素酶作用产生的氨引起细胞损伤;②空泡毒素引起细胞损伤;③与细胞毒素相关基因相关的 IL-8 诱导因子使上皮细胞释放 IL-8 细胞因子,使多形核白细胞游走、活化,产生剧烈炎症;④菌体细胞壁 Lewis X、Lewis Y 抗原所引起的自身免疫反应。此外,幽门螺杆菌破坏黏液层生理结构,机体的炎症反应使黏膜屏障损伤,这又使胃腔内胃蛋白酶和胃酸以及一些化学性和机械性因子在发病中参与作用。

2.自身免疫机制

胃体萎缩为主的 A 型萎缩性胃炎患者血清中,常能检出壁细胞抗体和内因子抗体,其使壁细胞破坏,造成胃酸和内因子分泌减少或丧失,最后引起维生素 B_{12} 吸收不良,导致恶性贫血。恶性贫血是 A 型萎缩性胃炎的终末阶段,是自身免疫性胃炎最严重的标志。当泌酸腺完全萎缩时称为胃萎缩。

壁细胞抗体的抗原是壁细胞分泌小管微绒毛膜上的质子泵 H^+-K^+-ATP 酶。壁细胞抗体存在于血液和胃液中,血壁细胞抗体阳性率在恶性贫血为 55% ~ 95%;不伴恶性贫血的萎缩性胃炎,国外为 23.6% ~ 62.5%,国内报告为 11%。壁细胞抗体也见于少数健康人和其他自身免疫性疾病。

内因子是壁细胞分泌的一种糖蛋白,食物中的维生素 B_{12} 必须和内因子结合后才能被末端回肠吸收。内因子抗体分为阻滞抗体(第 I 型抗体)和结合抗体(第 II 型抗体)2 种,前者和内因子结合后,阻止内因子和维生素 B_{12} 结合,其效价高、作用强,阳性率约 53%,后者和内因子维生素 B_{12} 复合体结合,阻止其和回肠黏膜上的受体结合,阳性率约 27.3%,往往在 I 型抗体浓度很高时才被检出。内因子抗体存在于患者血清和胃液中,胃液中的内因子抗体与恶性贫血发病有关。内因子抗体具有特异性,几乎仅见于胃萎缩伴恶性贫血者。

近年发现幽门螺杆菌感染者中也存在着自身免疫反应,其血清抗体能和宿主的胃黏膜上皮以及黏液起交叉反应,最受注意的是菌体 Lewis X 和 Lewis Y 抗原。

3.胃黏膜损伤因子持续存在

急性胃炎的内源性或外源性胃黏膜损伤因子若长期持续存在,均可以是慢性胃炎的病因。其中十二指肠液反流是常见的原因。它能减弱胃黏膜屏障功能。胃腔内 H^+ 通过损害的屏障,反弥散入胃黏膜内,引起各种刺激作用,使炎症不易消散,而长期慢性炎症,使屏障功能进一步减退,造成恶性循环,这是慢性胃炎难治的原因之一。基于此种认识,短期应用制酸剂和酸分泌抑制药物,以减少 H^+ 反弥散,有利于慢性炎症消散。

4.年龄因素和胃黏膜营养因子缺乏

慢性胃炎和年龄关系很大,无论是胃癌高发国还是低发国,慢性胃炎的发病率总是随年龄而增加。肠化生、幽门腺化生和萎缩性改变也随年龄而程度增加，范围扩大。但炎症细胞浸润程度与年龄关系不大。老年人的胃黏膜常见黏膜小血管扭曲、小动脉壁玻璃样变性、管腔狭窄。这种胃局部血管因素和胃黏膜半生理性的退行性变，可使黏膜营养不良、分泌功能下降和胃黏膜屏障功能低下，这是老年人发生萎缩性胃炎的一个因素。胃黏膜营养因子缺乏或胃黏膜感觉神经终末器对这些因子不敏感可引起胃黏膜萎缩。已知胃黏膜营养因子有胃泌素、表皮生长因子、尿抑胃素等。现认为胃手术后残胃炎原因之一是 G 细胞数量减少，使胃泌素营养作用减弱。

5.遗传因素

恶性贫血家庭成员中，萎缩性胃炎、低酸或无酸、维生素 B_{12} 吸收不良的患病率和壁细胞抗体、内因子抗体的阳性率很高，提示可能有遗传因素的影响。但对于以胃窦为主的萎缩性胃炎，此种因素未被证实。

(二)病理

慢性胃炎病理变化是由胃黏膜损伤和修复过程所引起。主要组织学特点：活动性慢性炎症、萎缩和化生。在慢性炎症过程中，胃黏膜也有反应性增生变化，如胃小凹上皮形成、黏膜肌增厚、淋巴滤泡形成、纤维组织和腺管增生等。

1.慢性炎症和活动性

黏膜层有以淋巴细胞、浆细胞为主的慢性炎症细胞浸润，炎症先发生在黏膜浅层，而后至黏膜全层。据细胞浸润深度和密度将炎症分成轻、中、重 3 级。幽门螺杆菌根治后慢性炎症细胞消失很缓慢，要一年甚至更长时间胃黏膜才能完全恢复到正常状态。淋巴细胞聚集和淋巴滤泡形成是幽门螺杆菌感染性胃炎的病理特征之一。

如中性粒细胞出现，表示有活动性。其浸润于黏膜固有膜、小凹上皮和腺管上皮之间，重度时成堆积聚于小凹之间，形成小凹脓肿。此外，表面上皮常有变性、脱落，形成糜烂，固有膜水肿、充血甚至灶性出血。活动性是提示存在幽门螺杆菌感染的一个非常敏感指标，一般在感染治愈后几天到一个月内消失。

2.萎缩

萎缩指胃固有腺体(幽门腺或泌酸腺)数量减少，是慢性持续性炎症造成的最常见结果。由于腺体数量减少，黏膜层变薄，内镜下可显露血管网。但是，萎缩常伴有肠化和纤维组织、淋巴滤泡、黏膜肌增厚等增生变化。如明显时，胃黏膜可不薄；相反呈粗糙、细颗粒状外观(萎缩形成)。

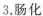

3.肠化

幽门螺杆菌相关性萎缩性胃炎肠化很常见。萎缩和肠化最早出现在胃窦-胃体交界处的小弯,呈斑片状,然后合并,向近侧和远侧扩展,但胃窦部肠化更广泛普遍。肠化在细胞学上有 4 个特点:①出现杯状细胞、吸收细胞、Paneth 细胞和肠内分泌细胞;②中性黏液减少或消失,代之以酸性黏液;③细胞的刷状缘出现小肠的双糖酶和碱性磷酸酶、岩藻糖酶、亮氨酸氨基肽酶等;④出现异常蛋白。幽门螺杆菌一般不定植于肠化黏膜上,这可能是肠化的一种防卫机制,但可以存在于不完全肠化黏膜上。

4.幽门腺化生

幽门腺化生又称假幽门腺化生,胃底腺黏膜由于炎症长期刺激化生成幽门腺,它发生在与幽门腺相接处的胃底腺中,逐渐向口侧扩展。组织学上它与幽门腺黏膜很难区分,因此活检时注明取材部位十分重要。

5.慢性胃炎的病理特点

慢性胃炎是胃黏膜层的病变,很少影响到黏膜下层。初始是炎性细胞浸润为主的充血渗出性胃炎,常先始于胃窦部小弯侧,然后发展至胃体部。如炎症长期不控制,将引起腺体破坏和肠化,发展成萎缩性胃炎。

组织学变化不论是炎症、萎缩或肠化,开始时总是呈灶性分布。随着病情发展灶性病变扩大联合成片,并逐渐向两侧发展;一部分患者炎症还向十二指肠蔓延,引起十二指肠炎或溃疡。一般来讲这三种病理变化胃窦重于胃体,小弯侧重于大弯侧。当萎缩和肠化严重时,黏膜层炎症细胞浸润反而有所减少,提示疾病趋于静止。从治疗角度看胃黏膜的炎症程度和活动性要比萎缩而无炎症的胃黏膜重要得多。

自身免疫性胃炎的急性阶段是胃体黏膜淋巴细胞浸润、壁细胞破坏,腺体弥漫性萎缩,黏膜变薄,后阶段壁细饱和主细胞全部或近于全部消失,而胃窦黏膜可基本正常,但我国同时伴有胃窦萎缩和肠化者并不少见

(三)临床表现

慢性胃炎的症状无特异性,有中上腹痛或不适、食欲缺乏、嗳气、泛酸、恶心等功能性消化不良症状。症状常与进食或食物有关。临床上可将功能性消化不良分为两种类型:①餐后不适综合征;②上腹部疼痛综合征。而有相当一部分患者无任何症状。

胃糜烂者可有少量或大量上消化道出血,长期少量出血可引起缺铁性贫血。恶性贫血者常有全身衰弱、疲软、神情淡漠、隐性黄疸,消化道症状一般较少。

体征多不明显,有时上腹轻压痛,胃体胃炎严重时可有舌炎和贫血。

(四)辅助检查

1.实验室检查

(1)胃液分析:测定基础胃液分泌量及注射组胺或五肽胃泌素后测定最大泌酸量和高峰泌酸量以判断胃泌酸功能,有助于萎缩性胃炎的诊断及指导临床治疗。非萎缩性胃炎胃酸分泌一般正常,轻度降低,有时也可增高。萎缩性胃炎局限时可正常或低酸。广泛而严重的萎缩性胃炎胃酸降低,尤以胃体胃炎明显。

(2)胃蛋白酶原:胃蛋白酶原由主细胞分泌,反映了主细胞的数量,在胃液、血液及尿中均可测得。胃蛋白酶原和胃酸分泌量常呈平行关系,但主细胞比壁细胞数量多,所以病态时,胃酸分泌常低于蛋白酶原的分泌。

(3)胃泌素:胃泌素由胃窦 G 细胞分泌,能促进胃液,特别是胃酸分泌。由于负反馈作用,胃酸低时胃泌素分泌增多,因此胃体为主的慢性胃炎或萎缩性胃炎患者中血清胃泌素水平常升高。此外,血清胃泌素高低与胃窦黏膜有无病变关系密切,胃窦黏膜病变严重,G 细胞减少,此时低胃酸胃泌素水平仍较低。

(4)壁细胞抗体:在自身免疫性胃炎的阳性率较高。

(5)内因子:内因子是壁细胞分泌的一种糖蛋白,相对分子质量约为 55 000,有促进维生素 B_{12} 吸收的作用,故为造血因子之一。壁细胞减少时,内因子也减少。内因子分泌与胃酸分泌平行。

2.幽门螺杆菌检测

幽门螺杆菌检测方法分为有创性和无创性两大类。前者指需要通过胃镜检查获得胃黏膜标本的相关检查,主要包括快速尿素酶试验、组织学检查(HE 或 Warthin-Starry 或 Giemsa 染色)、幽门螺杆菌培养和组织 PCR 技术。无创性检查指不需要通过胃镜检查获得标本,包括血清抗体检测、^{13}C 或 ^{14}C 尿素呼气试验、粪便幽门螺杆菌抗原检测。

3.胃镜检查

内镜下将慢性胃炎分为慢性非萎缩性(即旧称慢性浅表性)胃炎和慢性萎缩性胃炎两大基本类型,如同时存在平坦或隆起糜烂、出血、粗大黏膜皱襞或胆汁反流等征象,则可诊断为慢性非萎缩性胃炎或慢性萎缩性胃炎伴糜烂、胆汁反流等。

慢性非萎缩性胃炎的内镜下表现:黏膜红斑、黏膜出血点或斑块;黏膜粗糙伴或不伴水肿及充血渗出等。而其中糜烂性胃炎有 2 种类型,即平坦型和隆起型。前者表现为胃黏膜有单个或多个糜烂灶,其大小从针尖样到最大径数厘米不等;后者可见单个或多个疣状、膨大皱襞状或丘疹样隆起,最大径 5～10 mm,顶端可见黏膜缺损或脐样凹陷,中央有糜烂。慢性萎缩性胃炎内镜下可见黏膜红白相间,以白相为主,皱襞变平甚至消失,部分黏膜血管显露,可伴有黏膜颗粒或结节状等表现。

(五)诊断

1.关于症状

慢性胃炎症状无特异性,相当一部分患者有幽门螺杆菌感染而无临床症状。一般讲凡有上消化道症状的,胃镜检查都可得到慢性胃炎的诊断,符合率很高。由于症状是非特异性的,多数患者仍应做胃镜或其他检查,以排除胃的其他疾病,如早期胃癌、胃溃疡等。慢性胆囊炎和慢性胃炎症状十分相似,两者同时存在的病例也较多。对于中年女性诊断慢性胃炎时,有必要做胆囊超声检查,以了解胆囊情况。

症状严重程度和组织学之间没有明显的联系,一般炎症和活动性较重的,症状多较重,重度萎缩性胃炎由于泌酸功能降低,症状反而相对较轻;年轻者的症状较老年者多。在评估治疗效果时,除症状外应结合组织学所见。

2.关于组织学检查

慢性胃炎的诊断主要依靠胃镜和活检组织学检查。后者对判断胃炎的程度和排除早期恶性病变有很大价值。但是,它也有一定局限性:①胃黏膜组织学变化易受胃镜检查前夜的摄入物(如刺激性食物等)、检查术前是否吸烟、检查时胃镜医师手法的熟练程度、患者恶心反应等诸种因素影响;②活检位点的选择,慢性胃炎病变程度在整个黏膜面上并非一致,要多点活检才能作出全面估计,判断治疗效果时,前后次活检必须在相同或相近部位才能比较;③病理诊断易受病理医师主观经验的影响。

3.自身免疫性胃炎诊断

伴有恶性贫血的自身免疫性胃炎我国少见,患者常以全身衰弱和贫血为主要表现,而上消化道症状往往不明显,诊断易被忽视,但如能想到,则较易获得确诊。本病特点:胃体黏膜弥漫性萎缩、无胃酸分泌、胃液量极少、对泌酸剂(如五肽胃泌素)刺激无反应、高胃泌素血症,血清维生素 B_{12} 含量低下、维生素 B_{12} 吸收障碍、末梢血和骨髓象呈巨幼细胞性贫血、对维生素 B_{12} 治疗反应极好。此外,血和胃液中壁细胞抗体和内因子抗体常阳性。

（六）治疗

1.积极寻找病因

幽门螺杆菌感染者做药物根除治疗；如有鼻腔和口咽部慢性感染灶的予以清除，慢性支气管炎者避免将痰液咽下，戒烟忌酒，避免服用对胃有刺激性的药物。

2.饮食治疗

避免摄入过于粗糙、含有浓烈香辛料的食物，避免过热饮食，以减轻对胃的刺激。少吃腌制、烟熏和不新鲜食物，多食黄绿色的蔬菜。有人认为长期的柔软无渣饮食，可能会引起胃的运动和分泌功能减弱，不利于胃黏膜营养因子的释放。

3.老年人的萎缩和肠化

有炎症和有活动性的要积极治疗，防止腺体继续被破坏。但一般老年人的胃炎常已无幽门螺杆菌感染，炎症趋于静止，只留下肠化和萎缩，难以逆转。可考虑选用胃黏膜营养性药物为主，避免大量用药。所谓胃黏膜营养剂可理解为强固胃黏膜上皮、促进黏液分泌、活化细胞代谢类药物。老年人易有维生素和微量元素缺乏倾向，如锌、硒等微量元素也可考虑适当补充。

4.手术问题

严格掌握指征，尤其是年轻患者。胃窦部重度萎缩性胃炎和肠化并不是手术的绝对指征，因为手术后残胃也很容易发生慢性萎缩性胃炎、肠化和癌变。

5.萎缩性胃炎和肠化的随访

萎缩性胃炎和肠化癌变率每年 0.5%～1.0%，定期胃镜随访很重要。尤其对伴有息肉、异型增生或有局灶性凹陷或隆起者，在胃镜下多做活检。胃黏膜较光滑的轻度萎缩性胃炎和肠化，癌变可能性小，可适当拉开随访间期。

6.药物

（1）根除幽门螺杆菌感染：必须联合用药，一般用三联药，被推荐方案有 2 种：①质子泵抑制剂加上两种抗菌药物，如克拉霉素、阿莫西林、呋喃唑酮（痢特灵）、四环素（或土霉素）、甲硝唑（或替硝唑）；②胶态铋加两种抗菌药物。疗程一般为 7 天，也有用 10～14 天者。单独用药幽门螺杆菌根除率很低，容易产生耐药菌。

（2）强固屏障功能、促进上皮生长药物：可选用硫糖铝、硫酸锌、前列腺素 E_2 等。

（3）促进胃蠕动、减少肠液反流：可用甲氧氯普胺、吗丁啉、莫沙必利。适合幽门张力降低、胆汁反流、伴有胃下垂者与临床有动力紊乱性消化不良和胃-食管反流样消化不良症者。

（4）制酸剂和碱性药：H_2受体拮抗剂和碱性药可使胃腔内H^+浓度降低，减轻H^+反弥散，为胃黏膜的炎症修复创造有利的胃腔环境；亦有促进胃泌素（对胃黏膜具营养作用）释放的作用，对缓解症状也十分有效。

（5）稀盐酸和消化酶类：传统上应用此类药作为对萎缩性胃炎的补偿治疗，沿用至今，但是我国萎缩性胃炎多数是胃窦胃炎，主要是幽门腺数量减少，泌酸腺影响较小。低酸主要原因是胃黏膜屏障功能减退而引起H^+向胃壁弥散。用稀盐酸时避免接触牙齿，可用吸管或滴管。

（6）其他：缺铁性贫血者补充铁剂，恶性贫血者需终身行维生素B_{12}注射治疗。萎缩性胃炎患者血清中微量元素锌、硒、叶酸和β胡萝卜素等含量常降低，可考虑适当补充。

第三节　胃、十二指肠溃疡

一、病因及发病机制

通常认为消化性溃疡的发生是指对胃黏膜的损害因素与防御因素之间的失衡。损害因素包括：①胃酸、胃蛋白酶；②幽门螺杆菌感染；③药物因素，如阿司匹林等非甾体类药物；④酒精；⑤胆盐。胃黏膜防御因素包括：①胃黏膜-黏液屏障；②碳酸氢盐；③细胞再生；④前列腺素和表皮生长因子；⑤黏膜血流等。损害因素大于防御因素时，溃疡病就可能形成，当然还有精神因素、遗传因素及其他一些因素的参与，共同构成溃疡病发生的复杂的致病机制。胃溃疡与十二指肠溃疡在发病机制上有不同之处，前者主要是防御因素或修复因素的削弱，而后者是损害因素的增强，也可能两者兼有之。

所以，消化性溃疡发病机制的现代理念应该包括三方面：①没有胃酸就没有溃疡；②没有幽门螺杆菌就没有溃疡复发；③一个健康的黏膜屏障就不应该有溃疡形成。

（一）胃酸

胃酸由壁细胞分泌，并通过神经和体液调节。壁细胞内含有3类受体，即组胺受体、胆碱能受体和胃泌素受体，分别接受组胺、乙酰胆碱和胃泌素的激活。

当细胞表面受体一旦被相应物质激活,细胞内第二信使(cAMP 和 Ca^{2+})随之被激活,进而影响胃酸分泌。壁细胞膜内任何一个受体与相应物质结合,均能产生胃酸。壁细胞膜内受体与组胺结合后,与兴奋性壁细胞膜内 GTP-结合蛋白耦联,激活腺苷酸环化酶,后者催化 ATP 转化为 cAMP,cAMP 激活一种蛋白酶,该酶使一种目前尚不清楚的蛋白质磷酸化,最后导致壁细胞内 H^+-K^+-ATP 酶(又称氢离子泵或质子泵)激活,促进胃酸分泌。乙酰胆碱受体和胃泌素受体分别与乙酰胆碱和胃泌素结合后与 GTP-结合蛋白耦联,激活结合性磷脂酶 C,该酶催化膜内磷脂分解成三磷酸肌醇和二乙烯甘油,前者使细胞内储池释放钙,再激活 H^+-K^+-ATP 酶而促进 H^+ 分泌。胃泌素和乙酰胆碱能促进肠嗜铬样细胞释放组胺,彼此具有协调作用。此外壁细胞表面还有生长物质,能抑制腺苷酸环化酶,从而减少细胞内 cAMP 水平,使壁细胞分泌 H^+ 减少。各种因素引起的壁细胞受体兴奋,通过第二信使 cAMP 和 Ca^{2+} 而影响到壁细胞顶部的分泌性膜结构及质子泵 H^+-K^+-ATP 酶,而使 H^+ 增加或减少。

胃泌素主要是由胃窦及少量十二指肠 G 细胞分泌的一种肽类激素,它具有强大的刺激胃酸分泌的效应。迷走神经兴奋、胃窦内有经过消化的蛋白质和胃窦的机械性扩张均可以引起胃泌素的释放。胃窦的酸化对胃窦胃泌素有强烈的抑制作用。正常情况下,G 细胞释放胃泌素,并刺激壁细胞分泌胃酸;胃泌素受胃内 pH 反馈抑制,以防胃酸分泌过多。当 pH<2.5 时,胃泌素释放受抑制,同时 pH 下降又可刺激 D 细胞释放生长抑素,使生长抑素释放增加。生长抑素可以抑制 G 细胞产生胃泌素,进而减少胃酸分泌。此外,食管本身也可以调节胃内 pH,进食之后可以中和胃酸,使胃内 pH 升高,进而促进 G 细胞增加胃泌素的释放,却使 D 细胞释放生长抑素减少,增加胃酸分泌,有利于消化。影响胃酸分泌的还有胆囊收缩素和其他内分泌激素。

十二指肠溃疡患者的胃酸增高,其原因有以下几个方面。①壁细胞数量增多;②壁细胞对刺激物的敏感性增强;③胃酸分泌的正常反馈机制发生缺陷;④迷走神经张力过高。

(二)胃蛋白酶原和胃蛋白酶

胃蛋白酶是由主细胞分泌的胃蛋白酶原经盐酸激活而来的,它能降解蛋白质分子,所以对胃黏膜有侵袭作用。

1.蛋白酶与消化性溃疡

由于胃蛋白酶对胃黏膜具有侵袭作用,酸加蛋白酶比单纯酸更容易形成溃疡,这就说明了胃蛋白酶在溃疡发生中所起的重要作用。胃蛋白酶的作用与酸密切相关,其生物活性取决于胃液 pH 的大小。胃蛋白酶原的激活需要 H^+,且对其有依赖性。当 pH 上升至 4 以上时,胃蛋白酶则失去活性,胃蛋白酶原即不起作用,故发挥良好的消化作用必须使 pH 处于 3 以下。

2.胃蛋白酶原与消化性溃疡

胃蛋白酶原被视为是溃疡病体质的标志之一。30%~50%的十二指肠溃疡患者是 PG I 升高,所以 PG I 升高是十二指肠溃疡发病的危险因素,PG I 升至 130 $\mu g/L$,其危险性增加 3 倍,而且也是十二指肠溃疡难以治愈或容易复发的主要因素之一。相反,PGⅡ升高,则胃溃疡发病的危险性增加 3 倍,同时其 PGI/PGⅡ 的比值亦低。这也说明了胃溃疡和十二指肠溃疡是遗传素质不同的两种不同类型的疾病。

(三)幽门螺杆菌感染

1.幽门螺杆菌是溃疡病的主要原因

幽门螺杆菌是革兰阴性杆菌,它与上胃肠道疾病关系密切。幽门螺杆菌是消化性溃疡的主要病因,这一点已得到胃肠病工作者的普遍认可,其理由有以下几个方面。

(1)幽门螺杆菌在消化性溃疡患者中有极高的检出率:幽门螺杆菌在胃溃疡的检出率通常在 70% 以上,十二指肠溃疡为 90%~100%,其检出率在不同国家不同地区差异悬殊。

(2)根除幽门螺杆菌可以加速溃疡愈合,预防或减少溃疡复发:大量的临床研究表明,根除幽门螺杆菌可以加速溃疡愈合,根除幽门螺杆菌可以显著降低或者预防溃疡的复发,这一事实已经证明了幽门螺杆菌在消化性溃疡的愈合和复发中起着十分重要的作用。

(3)幽门螺杆菌相关性胃炎与消化性溃疡:消化性溃疡与慢性胃炎几乎同时合并存在,而在消化性溃疡发生之前必先有慢性胃炎。流行病学研究表明,胃炎的分布部位、严重程度和进展情况与胃酸分泌及十二指肠溃疡的发生有关。许多研究资料证实,十二指肠溃疡患者都有较重的胃窦炎,而胃溃疡患者则是全胃炎,幽门螺杆菌感染是慢性胃炎的主要病因已被认可,这表明幽门螺杆菌感染、慢性胃炎及消化性溃疡之间都存在着密切相关关系。

(4)幽门螺杆菌毒素与消化性溃疡:许多研究资料表明消化性溃疡只与某些特异的幽门螺杆菌菌株相关,与幽门螺杆菌的空泡细胞毒素、细胞毒素相关基因 A 等有关。已有资料证明从溃疡病患者体内分离出来的菌株与从胃炎患者体内分离出来的菌株在基因和功能方面存在差异,从十二指肠溃疡患者分离出来的多为产毒菌株。动物实验也证实幽门螺杆菌产毒菌株可使胃黏膜产生特异的空泡变性和坏死。

2.幽门螺杆菌感染对胃酸分泌和调节的影响

(1)幽门螺杆菌感染对胃泌素的影响:幽门螺杆菌感染所致血清胃泌素增高的事实已被公认。由于幽门螺杆菌分泌大量尿素酶水解尿素产生氨而使胃上皮表面 pH 升高,干扰了正常胃酸对胃泌素的反馈抑制,因而促使 G 细胞分泌大量的胃泌素;生长抑素的减少也负反馈地使胃泌素分泌增加;另一方面,幽门螺杆菌感染所致的胃黏膜炎症会释放出炎性介质 TNF-α 和 IL-8,亦促使 G 细胞释放胃泌素。

(2)幽门螺杆菌感染对生长抑素分泌的影响:生长抑素有 14 肽和 18 肽 2 种形式,由整个胃肠道和其他脏器的 D 细胞分泌。生长抑素对贴邻细胞有旁分泌抑制作用。在胃中生长抑素是几种抑制胃窦胃泌素释放及胃体酸分泌的终末共同通道。幽门螺杆菌感染所致胃窦部炎症可使 D 细胞密度降低,即 D 细胞数量减少,因而胃窦部生长抑素的分泌及其 mRNA 的表达明显减少。

3.幽门螺杆菌致消化性溃疡的发病机制

(1)幽门螺杆菌的主要致病因子:幽门螺杆菌的致病机制非常复杂,其致病机制至今尚未完全明了。目前认为幽门螺杆菌的致病机制包括:幽门螺杆菌的定植、毒素引起的胃黏膜损害、宿主的免疫应答介导的胃黏膜损伤及幽门螺杆菌感染后所致的胃酸分泌和调节异常等。

(2)幽门螺杆菌致消化性溃疡的机制:其确切机制至今尚未明了,目前主要有 5 种学说。

"漏屋顶"学说:有学者将炎症的胃黏膜比喻为漏雨的屋顶,意思是说无胃酸(雨)就无溃疡。在给予抗分泌药之后,胃酸受到抑制,溃疡愈合,但只能获得短期的疗效,因为没有改变溃疡病的自然病程。如果针对与炎症及与溃疡有关的幽门螺杆菌治疗(根除幽门螺杆菌),则溃疡不易复发,所以只有通过黏膜修复即修好屋顶才能长期防雨,即达到治愈溃疡病的目的。

胃泌素-胃酸相关学说:幽门螺杆菌周围的氨云可使胃窦部 pH 增高,胃窦部胃泌素反馈性释放增加,因而胃酸分泌增加,在十二指肠溃疡的形成中起重要作用。

胃上皮化生学说:幽门螺杆菌通过定植于十二指肠内的胃化生上皮,引起黏膜损伤并导致十二指肠溃疡形成。幽门螺杆菌释放的毒素及其激发的免疫反应导致十二指肠发生炎症。炎症黏膜对其他致溃疡因子的攻击耐受力下降,导致溃疡的发生;或者重度炎症本身导致溃疡产生。在十二指肠内,幽门螺杆菌仅在胃上皮化生部位附着定植是本学说的一个有力证据。

介质冲洗学说:已经证实幽门螺杆菌感染导致多种炎性介质的释放,这些炎性介质在胃排空时冲至十二指肠而导致十二指肠黏膜损伤。这个学说可以解释幽门螺杆菌主要存在于胃窦但可以导致十二指肠溃疡发生的事实。

免疫损伤学说:幽门螺杆菌通过免疫损伤机制导致溃疡的形成。此学说认为胃黏膜损伤是未能根除幽门螺杆菌引发的持续免疫反应的结果。

以上学说都不是彼此孤立的,任何一种学说都不能解释溃疡病发病的全部机制。或者说,只能从不同角度阐明机制的某一部分,幽门螺杆菌的致病机制尚未被完全阐明,有待做进一步深入研究。

(四)胃及十二指肠黏膜屏障的保护作用

在消化性溃疡的发病机制中,除了胃酸和幽门螺杆菌是重要病因之外,胃及十二指肠黏膜的防御功能在消化性溃疡的发生中也起着十分重要的作用。一个健康的黏膜屏障不会有溃疡形成,溃疡的发生是黏膜屏障破坏的结果。

1.正常的胃黏膜屏障

胃黏膜的防御机制是指胃黏膜有抵御各种物理和化学因素损伤的功能。包括黏液、碳酸氢盐的分泌、胃上皮细胞间的紧密连接及脂蛋白层、胃黏膜血流及细胞的更新。当这些防御功能降低或被破坏,就可能导致溃疡形成。

(1)黏液-碳酸氢盐屏障:胃黏液以2种形式存在,即附着于胃黏膜上皮层的不溶性凝胶层以及腔内的水溶性黏稠的黏液。糖蛋白分子形成不溶于水的凝胶贴附于胃黏膜表面,当暴露于低 pH 环境时,则凝胶溶解脱落于胃液中。附着于胃黏膜表面的黏液凝胶是防止胃酸、胃蛋白酶及各种有害因素对胃黏膜损害的第一道防线,但这道防线不足以维持黏膜上皮的 pH。黏膜尚能分泌少量的碳酸氢盐(HCO_3^-),构成所谓的黏液-碳酸氢盐屏障,当 H^+ 逆向弥散时,与正向扩散的 HCO_3^- 相遇,使 H^+ 得到中和,这样便形成了黏液层的 pH 梯度。当腔内 pH 为 2~3 时,上皮表面 pH 保持在 6.0~7.5,胃蛋白酶不能透过这层屏障,而使胃黏膜上皮不至于被消化。

(2)黏膜屏障:是指胃黏膜具有在酸性胃液浸泡下 H^+ 不能向胃黏膜反弥散,同时 Na^+ 不能由浆膜面向黏膜及胃腔内弥散的特征。因而胃腔内保持极高的 H^+ 浓度。血浆中 H^+ 浓度为 5×10^{-5} mmol/L(pH=7.4),而胃腔内 H^+ 浓度达 150~170 mmol/L(pH=1 左右),其浓度梯度高达 3 000 000∶1。

(3)黏膜血流和酸碱平衡:正常人的胃黏膜血流量占心搏出量的 1%,其正

常值为 $59.8 \sim 11.4$ mL/(min·100 g),胃黏膜血流不仅为黏膜供应营养物质和氧气,而且可以运走组织中 H^+ 和向黏膜表面运送 HCO_3^-,从而对维持细胞内的酸碱平衡起重要作用。

2.十二指肠黏膜屏障

十二指肠液 pH 接近中性,且十二指肠黏膜有吸收 H^+ 的作用,所以 H^+ 的逆向弥散对十二指肠黏膜的致病作用不如它对胃黏膜的作用重要。但刺激胃黏膜的损伤因素同样也可损伤十二指肠黏膜;而且十二指肠球部经常暴露于由胃腔流入的酸性液体中;幽门螺杆菌感染时酸分泌异常、十二指肠球内胃腺化生、幽门螺杆菌定植等,这些因素都在十二指肠溃疡的发生中起重要作用。

3.对胃及十二指肠黏膜有损害的因素

各种理化因素、药物因素、胆盐、乙醇、浓茶及咖啡等,都有可能损伤胃及十二指肠黏膜,破坏其防御功能。

许多药物可以损伤胃黏膜,如解热镇痛药、抗癌药、某些抗生素、肾上腺皮质激素,特别是非甾体类抗炎药。长期摄入阿司匹林可以诱发溃疡,原有溃疡者可使溃疡不愈或增加溃疡的复发率,以及出血、穿孔等并发症的发生率。长期服用非甾体类抗炎药患者中,内镜观察约 50% 有胃及十二指肠黏膜糜烂和/或出血,$5\% \sim 30\%$ 有消化性溃疡。非甾体类抗炎药主要通过两个机制损害胃黏膜:①破坏胃黏膜屏障,因为非甾体类抗炎药多系弱酸脂溶性药物,能直接穿过胃黏膜屏障导致 H^+ 反弥散造成黏膜损伤;②抑制前列腺素的合成,削弱黏膜的保护机制。

(五)遗传因素

遗传因素在消化性溃疡发病机制中起比较重要的作用。

1.患者家族的高发病率

早有证据表明消化性溃疡患者多有家族史。

(1)十二指肠溃疡病患者的子女溃疡发病率比无溃疡病的子女高 3 倍。

(2)胃溃疡患者后代易罹患胃溃疡,而十二指肠溃疡患者后代易罹患十二指肠溃疡,提示这两种病的遗传是互相独立的,是两种不同基因遗传性疾病。

(3)对孪生儿的观察表明,单卵双胎同胞发生溃疡的一致性高达 53%;双卵双胎发病的一致性也增高达 36%。

(4)在一些罕见的遗传综合征中,如多发性内分泌病、系统肥大细胞增多症、Neuhauser 综合征中的消化性溃疡都为其临床表现中的一部分。

(5)高胃蛋白酶原Ⅰ血症属于常染色体显性遗传。高血清胃蛋白酶原Ⅰ者

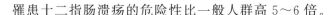

罹患十二指肠溃疡的危险性比一般人群高5～6倍。

近年来,随着对幽门螺杆菌在消化性溃疡发生中重要作用的认识,对溃疡病遗传因素的地位有些质疑:①幽门螺杆菌的流行病学研究表明,幽门螺杆菌感染有家庭聚集现象,在家庭成员中分离到同一种菌株,提示幽门螺杆菌存在家庭成员之间的传播;②高胃蛋白酶原Ⅰ血症和家族性高胃泌素血症在根除幽门螺杆菌之后大都恢复正常,提示是幽门螺杆菌感染所致。这些异议虽然对溃疡病的遗传因素提出质疑,但这仅仅是一种初步研究或一种现象,目前并不能否定遗传因素的作用。

2.消化性溃疡与血型的关系

(1)O型血者的消化性溃疡发生率高于其他血型者。

(2)消化性溃疡与血型物质:非血型物质分泌者患十二指肠溃疡危险性比血型物质分泌者高1.5倍;O型血非血型物质分泌者十二指肠溃疡发病率比对照组高2.5倍。

3.消化性溃疡与人组织相容性抗原的关系

人组织相容性抗原(human leucocytic antigen,HLA)是一种遗传的多态系统,基因位点在第6对染色体的短臂上,现已发现多种疾病与HLA抗原有相关性。HLA-B$_5$、HLA-B$_{12}$、HLA-BW$_{35}$型人容易罹患十二指肠溃疡。已有资料表明,在十二指肠溃疡患者血液中查到HLA-B$_5$组织相容抗原,提示十二指肠溃疡与HLA-B$_5$有相关性。

(六)胃及十二指肠运动功能异常

1.胃排空与胃酸分泌

正常情况下,胃及十二指肠呈移行性和周期性运动,这种消化间期运动能清除胃肠道内食物残渣及反流物,起着清道夫的作用。高酸分泌则抑制胃及十二指肠消化间期运动,正常人胃排空速度与十二指肠内pH高低有明显关系,十二指肠黏膜有一种对pH敏感的感受器,它可通过神经-体液来调节胃排空速度。正常情况下胃排空速度随十二指肠内pH下降而减慢,十二指肠溃疡患者酸负荷超过正常人,但其排空速度反而比正常人快,提示十二指肠溃疡患者的十二指肠腔内pH对胃反馈调节的机制发生了缺陷,其原因目前尚不清楚。也有人认为与胃酸关系不大,因为部分胃酸分泌正常的十二指肠溃疡患者也有胃排空加快的表现。

正常情况下,十二指肠降部的碱性肠液依赖十二指肠逆蠕动送至十二指肠近段,以中和从胃排入的酸性液体。有资料显示十二指肠溃疡患者的这种逆蠕动减弱,所以不能有效地中和十二指肠酸性物质,这可能是十二指肠溃疡患者十二指肠球部过度酸化的原因。还有研究报道十二指肠溃疡患者的消化间期运动时间延长,胃及十二指肠内容物清除障碍,使胃酸和其他侵袭物质与胃及十二指肠接触时间延长,黏膜受损致溃疡形成。

2.胃排空延缓与胆汁反流

胃溃疡时多有胃排空延缓。研究表明胃溃疡患者有胃窦和幽门形态学改变、胃窦部肌肉肥厚、自主神经节细胞损伤或减少、肌纤维变性和纤维化。这些改变在胃溃疡比十二指肠溃疡更明显,胃窦和幽门区域的这种退行性改变可使胃窦收缩失效,从而影响食糜推进。胃排空迟缓同时又促进了胃、十二指肠反流,反流的胆汁酸和溶血卵磷脂可以损伤胃黏膜,并引起黏膜的慢性炎症,受损的胃黏膜在胃酸和胃蛋白酶的作用下导致胃溃疡的形成。有研究资料显示,胃溃疡时空腹胃液中胆汁酸结合物浓度较正常对照组显著增高,从而推测胆汁反流可能在胃溃疡的发病中起重要作用。

(七)精神因素

1.精神因素对胃分泌的影响

精神因素可以使胃酸分泌增加。

2.精神因素对胰腺外分泌及胃排空的影响

急性应激会影响胰腺外分泌功能,有研究报道,应激状态下,胰腺外分泌量下降,且低于正常值。应激状态下胃的排空率下降,使胃及十二指肠的运动发生改变。有资料显示应激状态下,十二指肠消化间期的移行运动复合波增加10%,而十二指肠的排空率下降50%。

3.精神因素与消化性溃疡

(1)对发病的影响:十二指肠溃疡的发病与精神因素有关,研究表明发病往往与精神因素有关。统计学分析表明,慢性生活应激事件及恐惧程度与溃疡的发生也有明显相关性。还有研究者曾设想心身因素与消化性溃疡的发生有3个过程:①消化性溃疡患者发病前常处于长期精神冲突、焦虑和/或情绪紧张的心理状态;②慢性情绪紧张、兴奋状态,胃酸分泌增加和/或胃十二指肠黏膜抵抗力减弱,消化性溃疡易感性增加;③当有加重上述两项因素的事故发生,常于4~7日内促发消化性溃疡。

(2)对溃疡愈合和复发的影响:一项给十二指肠溃疡患者用雷尼替丁治疗的研究表明,无精神因素、无应激事件者的溃疡愈合率明显高于有应激事件者;而且前者溃疡愈合速度明显快于后者,两者比较有极显著差异。当然,也有研究证实精神应激因素与吸烟、饮酒及服用阿司匹林等因素同时存在时,可进一步使溃疡愈合时间延长,增加溃疡迁延不愈的危险性。

(八)其他因素

1.环境因素

本病的发病具有显著的地理环境差异,如英美等国十二指肠溃疡比胃溃疡多见,而日本则相反。即使一个国家,不同地区发病情况亦有不同,如印度北部十二指肠溃疡和胃溃疡均少见,而在南部前者少见,后者多见。

2.吸烟

吸烟与人类多种疾病有关,其中与消化性溃疡发生的关系密切。吸烟不仅影响胃肠生理,而且还增加溃疡病发生的危险性。

(1)吸烟增加胃酸分泌:研究者给十二指肠溃疡患者与健康志愿者各 10 名每隔 15 分钟吸入 1 支含尼古丁 1.5 mg 的香烟,共吸 1 小时,分析胃酸分泌情况,发现有人在吸烟 15 分钟内就有胃酸分泌增加,而十二指肠溃疡患者增加更为明显。

(2)吸烟减慢胃排空:有研究报道吸烟使胃排空时间明显延长,超过基础值的 40%,这一现象在溃疡病致病机制中的作用有待进一步研究。

(3)吸烟影响胰腺外分泌:使胰腺分泌碳酸氢盐的速率下降,而碳酸氢盐分泌的减少与十二指肠球部 pH 之间密切相关。

(4)吸烟使胃黏膜血流量下降:而胃黏膜血流下降在消化性溃疡发生中起重要作用。

(5)吸烟使胃和十二指肠黏膜合成前列腺素减少:这明显增加消化性溃疡发生的危险性。

(6)吸烟使溃疡延迟愈合:有资料显示,在接受同样治疗的溃疡病患者,吸烟者溃疡愈合率低于非吸烟者。还有研究发现其吸烟量与溃疡愈合率呈负相关。干预试验表明,吸烟者在停止吸烟之后其溃疡愈合率较持续吸烟者明显增加。

3.饮食因素

酒、浓茶和咖啡能刺激胃酸分泌,摄入过量会产生消化不良症状,长期大量饮用可能增加溃疡发生的危险性。流行病学资料显示食用高纤维膳食人群的溃疡病发生率低于食用精制低纤维食物者,其原因尚不清楚,有人认为多渣饮食或许有促表皮生长因子或前列腺素释放增多的作用。

4.伴随疾病

消化性溃疡发生在某些疾病之后,本病的发生可能与这些病有一些相关性。

(1)肝硬化:在肝硬化患者中,消化性溃疡的发病率为正常人群的 10 倍以上,其原因尚不清楚,可能与肝硬化时门脉高压性胃病引起胃黏膜血流量降低,黏膜前列腺素合成减少有关。

(2)慢性肺病:约30%慢性肺病患者伴有溃疡病,其中以胃溃疡较多,其原因未明,可能两者都与吸烟和遗传因素有关。

(3)冠心病:在冠心病患者中,溃疡病的发病率有所增高,除了本病患者需要服用阿司匹林以外,还与冠心病所致的胃肠道黏膜供血不足以及动脉硬化有关。

(4)胰腺外分泌功能减退:在慢性胰腺炎等胰腺外分泌功能减退的患者,其溃疡病发病率增加,这可能与胰腺分泌碳酸氢盐减少,胃肠道黏膜屏障削弱有关。

(5)肾功能不全:在慢性肾功能不全而接受血液透析的患者,其溃疡病发病率增加,特别在开始进行血液透析的第一个月内。其原因可能与肾功能不全、血液透析和维生素D代谢异常引起的高血钙而导致胃酸分泌增加有关。

二、病理

(一)溃疡的形态学特征

1.溃疡发生部位

消化性溃疡只发生于与胃酸及胃蛋白酶相接触的部位,可发生于食管下端、胃、十二指肠、胃肠吻合口及 Meckel 憩室,其中最多的是胃和十二指肠溃疡。同时发生 2 个或 2 个以上的消化性溃疡者称复合性溃疡。

(1)胃溃疡:多发生于胃小弯,尤其是胃小弯最低处的胃角。其次是胃窦和胃体,在胃大弯和胃底部少见。胃大部切除术后发生的吻合口溃疡多见于吻合口空肠处。

(2)十二指肠溃疡:主要见于球部,多在前壁,占 50%,后壁为 23%,下壁22%;约 5%见于球部以下部位,称球后溃疡;在球部的前后壁均发生溃疡称对吻溃疡。

2.溃疡数目

消化性溃疡绝大多数为单发,约15%的十二指肠溃疡和5%的胃溃疡有2～3 个或 3 个以上溃疡并存,称为多发性溃疡。

3.溃疡大小

十二指肠溃疡直径一般<1 cm;胃溃疡直径一般<2 cm,但直径 2～4 cm 的巨大溃疡亦非罕见,须与恶性溃疡相鉴别。

4.溃疡形态及深度

典型的溃疡是圆形或椭圆形。少见不规则形或线形溃疡。溃疡一般呈"打洞"或"漏斗"形,溃疡边缘增厚,充血、水肿,其基底光滑,表面覆以纤维素膜或纤维脓性膜而呈白色或灰白色。溃疡深度不一,浅者达黏膜肌层,深者可贯穿肌层,甚至浆膜层。

5.并发症

溃疡进一步发展,可穿透浆膜而致穿孔。前壁穿孔多引起急性腹膜炎,后壁穿孔往往与邻近器官如胰、肝、横结肠等粘连,而称穿透性溃疡。深及肌层的溃疡愈合后多遗留有瘢痕,瘢痕收缩则发生局部畸形,如球部的假憩室形成,幽门狭窄而致幽门梗阻,内镜下胃角变形(Henning 征)。当溃疡基底的血管,特别是动脉受到累及时,会引起大出血。

(二)溃疡的组织病理变化

溃疡的活动期,在溃疡的底部,由表向深部,在显微镜下依次分成 4 层。

1.急性炎性渗出物

表层是由白细胞、红细胞、坏死组织碎片及纤维蛋白样物质组成。这是溃疡形成后,溃疡底因受胃内各种因素的刺激所引起的炎症反应。

2.无组织结构的凝固坏死组织

第二层系中性粒细胞为主的非特异性细胞浸润的无组织结构的坏死物,这是由于组织被胃酸、胃蛋白酶侵蚀所致。在溃疡活动期,此层坏死组织较多,静止期则减少。

3.肉芽组织

第三层含有新生的毛细血管向表层呈垂直方向分布,血管间有大量成纤维细胞,并有单核细胞和小圆形细胞浸润。在溃疡的愈合期,肉芽组织增多。

4.瘢痕组织

最下层为瘢痕组织,由肉芽组织转变而来,呈扇形,在瘢痕组织内常见增生性动脉内膜炎,小动脉管壁增厚,管腔狭窄,可有血栓形成。这种变化可以防止血管破裂出血。有时见神经纤维断端呈小球状增生,可能与患者的疼痛有关。

随着愈合时间的延长,瘢痕扩展至肌层下层甚至达浆膜层,使肌层断端抬高呈卷发状并与黏膜肌层断端吻合。此两肌层吻合是良性溃疡的特点,有助于与溃疡型胃癌鉴别。

三、临床表现

本病的临床表现不一,部分患者可无症状就出现溃疡并发症如出血和穿孔,但 90% 以上溃疡病患者有腹痛。腹痛有其特点,典型病例甚至可以根据其腹痛特点作出诊断。

(一)腹痛

1.消化性溃疡腹痛特点

(1)部位:常位于上中腹部偏左或偏右,其范围的直径约 5 cm。胃溃疡疼痛位置稍偏高或在剑突下偏左处;十二指肠溃疡疼痛位置较胃溃疡稍低。胃或十二指肠后壁的溃疡,特别是穿透性溃疡,疼痛可放射至背部,因为空腔脏器在体表的定位一般不确切,所以疼痛的部位可能不一定反映溃疡所在的解剖位置。

(2)程度和性质:单纯性溃疡多为隐痛、饥饿痛、胀痛、烧灼痛或堵塞感、压迫感等,一般可以忍受,甚至有的患者可以毫无症状;但若溃疡深达浆膜层,则疼痛可能很剧烈。下列情况应考虑溃疡有进入浆膜甚至穿孔的可能:①溃疡典型疼痛症状消失,疼痛变成持续而剧烈;②疼痛与饮食无关;③以往从未有过如此剧烈的疼痛。

(3)节律性:消化性溃疡的疼痛与饮食之间具有明显相关性和节律性,此乃本病的特征性之一。十二指肠溃疡常在空腹时疼痛,进食之后缓解,通常在餐后1~3 小时内舒适,然后发生疼痛直到下一次进食,或服制酸药物缓解;胃溃疡疼痛不太规则,一般在餐后 0.5 小时开始,持续1~2 小时后逐渐缓解,直至下餐进食之后又开始疼痛。十二指肠溃疡常发生夜间痛,常在午夜或凌晨 1 点,而胃溃疡甚少有夜间痛。

十二指肠溃疡者疼痛加重,且失去疼痛节律性,亦不在进食后缓解,则常是溃疡穿孔的预兆。合并呕吐时提示有幽门梗阻。

(4)周期性:上腹疼痛呈反复周期性发作,此为溃疡的另一特征。尤以十二指肠溃疡更为突出。通常每年春秋发作多见,有明显季节性。但也有全年可以发病者。溃疡发生之后有自限性,但愈合之后又好复发,故整个病程是一个慢性过程。

(5)诱发因素:疼痛常因精神刺激、劳累过度、饮食不当、药物及气候因素等引发或加重,经休息或服制酸药之后可以缓解。

2.消化性溃疡疼痛的机制

(1)胃酸学说:①有人用稀盐酸灌注消化不良患者而引起胃痛,当用 0.5%稀盐酸 200 mL 时,则可引起典型的溃疡性疼痛,而健康对照则无症状;②传统的抑酸治疗可以使溃疡病患者疼痛缓解、溃疡愈合,此乃证明溃疡病疼痛与胃酸直接相关的依据;③十二指肠溃疡患者进食之后疼痛可以暂时缓解,也是与食物和中和胃酸有关。

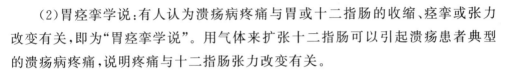

（2）胃痉挛学说:有人认为溃疡病疼痛与胃或十二指肠的收缩、痉挛或张力改变有关,即为"胃痉挛学说"。用气体来扩张十二指肠可以引起溃疡患者典型的溃疡病疼痛,说明疼痛与十二指肠张力改变有关。

（二）其他症状

其他症状包括反酸、胃灼痛、嗳气、上腹饱胀、恶心呕吐、食欲缺乏等,但这些症状都缺乏特异性,部分患者的症状与伴随的慢性胃炎有关,少数患者可出现失眠等神经衰弱的症状。

（三）体征

消化性溃疡缺乏特征性体征。在溃疡活动期,多数患者有局限性压痛;十二指肠溃疡患者压痛点常在右上腹;对于反复慢性失血者可有贫血;部分胃溃疡患者体质较瘦弱,呈慢性病容。

四、并发症

（一）出血

1.发生率

出血是消化性溃疡最常见的并发症,其发生率为 20%～25%,消化性溃疡出血也是上消化道出血最常见的原因。十二指肠溃疡并发出血多于胃溃疡,以后壁溃疡更为常见;十二指肠溃疡并发出血好反复发生;尚有 10%～15% 的患者以大出血为消化性溃疡的首发症状。

2.临床表现及体征

消化性溃疡出血的临床表现取决于出血部位、速度和出血量。十二指肠前壁的出血、溃疡基底肉芽组织渗血及溃疡黏膜糜烂性出血,一般为少量出血,且出血时间短暂;而十二指肠后壁溃疡常可穿至其毗邻的胰、十二指肠动脉而导致异常迅猛的大出血。出血快而多者表现为呕血及黑便,临床表现为头昏、眼花、心悸、无力、血压下降、昏厥、甚至失血性休克;出血量小、出血速度慢而持久者,可逐渐出现小细胞低色素性贫血和粪便潜血阳性。十二指肠溃疡出血以黑便多见,而胃溃疡出血往往既有呕血,也有黑便,但出血形式随出血量而变,并非绝对化。

出血之后导致的全身血流量减少,动脉血压降低而带来的一系列后果中,肾血流量减少有特别重要的意义。肾功能因之受损而表现为尿素清除率减少,使血中尿素氮升高。所以若血中尿素氮持续升高也是判断有活动出血的重要指标之一。

3.诊断和处理注意事项

消化性溃疡出血诊断并不困难,患者于出血前数日往往疼痛加重,而一旦发生出血则疼痛迅速消失,可能的解释有:①出血对胃酸的中和作用;②出血后局部形成的血痂对胃酸的隔离作用。但其确切机制尚未完全明了。目前急诊内镜不仅可以明确出血的部位和性质,而且还可以用于治疗,严重大出血,必须采取外科手术治疗。

(二)穿孔

1.发生率

溃疡向深部发展穿透浆膜层就会导致穿孔,穿孔是第二个常见并发症,发生率为 5%～10%,男性比女性多见;十二指肠急性穿孔比胃穿孔多见,但国内资料显示胃溃疡穿孔多于十二指肠溃疡。十二指肠溃疡穿孔多见于前壁;慢性穿孔以十二指肠后壁多见。胃溃疡穿孔渗血较十二指肠溃疡少见,但一旦穿孔,由于胃内容物远大于十二指肠,其后果往往严重。

2.临床表现及体征

穿孔突出的临床表现是由于胃及十二指肠内容物流入腹腔导致的急性弥漫性腹膜炎的症状。患者突然剧烈腹痛,起始于右上腹或中上腹迅速弥漫至脐周,以至全腹,因胃肠漏出物刺激膈肌,故疼痛放射至右肩部,如漏出物沿肠系膜根部流入右下盆腔时,而导致的右下腹疼痛酷似阑尾穿孔,腹痛可因体位改变或咳嗽时加重。常伴有恶心和呕吐,查体可发现患者面色苍白,四肢湿冷,心动过速,烦躁不安。腹部肌肉紧张而高度强直,压痛及反跳痛可局限于中上腹。肠鸣音减低或消失,肝浊音界缩小或消失,表示气腹存在。直接可探及右侧直肠陷凹触痛,提示胃肠内容物流入盆腔。溃疡穿透累及胰腺时,血淀粉酶增高,但一般不超过正常的 5 倍。

3.诊断和处理注意事项

穿孔后具有急性腹膜炎的典型症状和体征;X 线可见膈下游离气体,诊断并无困难,关键问题是要详细询问病史和仔细查体,尽快作出诊断,尽早手术治疗,因为这属于急腹症;若延误时间,则很快危及患者生命。诊断时千万注意。

(三)幽门梗阻

1.发生率

幽门梗阻也是消化性溃疡常见并发症之一,其发生率为 5%～10%,近年来其发生率有下降趋势。幽门梗阻绝大多数因十二指肠溃疡所致,但也可见于幽门前及幽门管溃疡。

2.临床表现及体征

(1)恶心和呕吐:呕吐是幽门梗阻最突出的症状,多于餐后 30～60 分钟后发生,呕吐次数不多,一次量多超过 1 L,内含隔夜宿食,此乃幽门梗阻的特点。

(2)上腹饱胀和不适:由于幽门梗阻而致胃潴留,患者感上腹饱满或胀痛,伴反酸,嗳气及食欲不振等消化性症状。

(3)水、电解质紊乱:由于反复呕吐和不能进食可引起脱水及水、电解质和酸碱平衡紊乱,患者表现呼吸急促、烦躁不安以及因缺钙所致的手足抽搐等。

(4)主要体征:可见胃型及胃蠕动波,可引出上腹部振水音,此由于幽门梗阻所致胃潴留的表现。

3.幽门梗阻的类型

(1)功能性或内科性幽门梗阻:在溃疡活动期,由于溃疡周围组织炎性充血、水肿或反射性地引起幽门痉挛,此类幽门梗阻为暂时性,可随溃疡好转而消失,内科治疗有效,故称为功能性或内科性幽门梗阻。

(2)器质性或外科性幽门梗阻:由于溃疡愈合,瘢痕形成,或瘢痕组织收缩,或周围组织粘连而致幽门通道高度狭窄或阻塞,此种器质性或外科性幽门梗阻,必须做手术治疗。

4.诊断和处理注意事项

幽门梗阻依靠病史,呕吐隔夜宿食,以及胃潴留所引起的体征等,诊断并不困难,一旦确定梗阻,应该立即禁食,并行胃肠减压,同时纠正水、电解质以及酸碱平衡的紊乱,补充营养和维生素,属于器质性幽门梗阻者应尽早手术治疗。

对于幽门梗阻患者,禁忌做上消化道钡剂造影。

(四)癌变

胃溃疡癌变的问题至今仍有争论。一般估计,胃溃疡癌变发生率为 2% ~ 3%,十二指肠溃疡不会引起癌变。

内镜下或 X 线检查发现部分溃疡型胃癌非常类似良性溃疡,经用 H_2 受体阻断药或质子泵抑制剂可以使溃疡缩小甚至愈合,故认为在胃溃疡癌变过程中其实有一部分可能一开始就是溃疡型胃癌,而非溃疡癌变。但另有学者认为,在溃疡边缘查到癌细胞,此乃良性胃溃疡癌变的证据。

下列情况应警惕胃溃疡癌变的可能性:①中年以上胃溃疡患者,严格内科治疗 4~6 周无效;②无并发症而疼痛节律消失、食欲缺乏、体重下降者;③粪便潜血试验持续阳性,而且出现贫血者;④X 线或胃镜检查不除外溃疡恶性变者。

以上均必须重复胃镜和 X 线钡餐透视,以确定其病变性质。

五、辅助检查

(一)X 线钡餐检查

X 线钡餐检查一般适用于胃镜检查有禁忌证或不愿接受胃镜检查的患者。发现龛影是诊断胃、十二指肠溃疡可靠的征象,龛影是由钡剂填充溃疡的凹陷部分所造成。溃疡龛影一般呈圆形、椭圆形或线形,边缘光滑,周围可见水肿带或透光圈。在溃疡愈合过程中,纤维组织增生,有时可见黏膜皱襞向龛影集中。有时在缺乏龛影的情况下,若所见十二指肠球部畸形也间接提示胃、十二指肠溃疡可能。造成畸形的原因与痉挛、黏膜水肿、瘢痕收缩及十二指肠周围粘连有关,如大弯侧痉挛性切迹、三叶草畸形、幽门管偏位等。

(二)胃镜检查

胃镜检查是确诊胃、十二指肠溃疡的主要方法。胃镜可直接观察病变部位,确定溃疡部位、大小、数目、形态及溃疡周围黏膜情况,更重要的是可进行活组织检查以明确溃疡的良恶性。内镜下溃疡呈圆形、椭圆形、线形或不规则形、霜斑样。其中以圆形和椭圆形最常见。边缘锐利,周围黏膜常常充血水肿,愈合期或瘢痕期溃疡可见周围黏膜向溃疡中心集中;基底光滑,有时可见白色、黄白色或咖啡色苔状物附着。

十二指肠溃疡90%以上发生在球部,绝大多数发生在前壁;约5%发生在降部,第三部和第四部的溃疡见于 Zollinger-Ellison 综合征的患者。溃疡多为单发,也可多发,有时前后壁或大小弯侧同时发生,呈对吻溃疡。溃疡直径通常<1.0 cm。

(三)幽门螺杆菌检测

幽门螺杆菌检测目前已作为消化性溃疡的常规检查项目,检测方法分为有创性和无创性两大类。前者需通过胃镜检查取胃黏膜活组织进行检测,主要包括快速尿素酶试验、组织学检测和幽门螺杆菌培养;后者主要通过^{13}C 或^{14}C 尿素呼气试验、粪便幽门螺杆菌抗原检测及血清学检查。

^{13}C 或^{14}C 尿素呼气试验操作简便、痛苦小、敏感性高,是目前临床上流行病学调查及根除幽门螺杆菌后复查的首选方法。快速尿素酶试验因存在较高的假阴性及有创性,已逐渐被^{13}C 或^{14}C 尿素呼气试验取代;组织学检测及幽门螺杆菌培养主要用于科研工作。符合以下 3 项之一者可判断幽门螺杆菌现症感染:①胃黏膜组织、组织切片染色或培养 3 项中任一项阳性;②^{13}C 或^{14}C 尿素呼气试验阳性;③幽门螺杆菌抗原检测阳性。血清幽门螺杆菌抗体检测(经临床验证、

准确性高的试剂)阳性提示曾经感染。

幽门螺杆菌感染根除治疗后的判断应在根除治疗结束至少 4 周后进行,首选尿素呼气试验,符合下面 3 项之一者可判断幽门螺杆菌根除:①^{13}C 或^{14}C 尿素呼气试验阴性;②幽门螺杆菌抗原检测阴性;③基于胃窦、胃体两个部位取材的胃黏膜组织均阴性。

(四)胃液分析

一般来说,十二指肠溃疡及复合性溃疡患者基础酸分泌和刺激后酸分泌增多,也有一部分十二指肠溃疡患者和正常人的 BAO 相重叠,而大多数胃溃疡患者 BAO 及刺激后酸分泌与正常人类似,因而胃液分析对溃疡的诊断价值有待商榷。由于 X 线钡餐和内镜技术的普及,目前胃液分析用于诊断胃、十二指肠溃疡已较为少见。

(五)粪便潜血试验

活动性溃疡患者粪潜血试验可呈阳性,对于判断溃疡有无活动出血有一定意义。

六、诊断

(一)病史

溃疡病的典型病史,疼痛的节律性和周期性及其缓解特点是诊断消化性溃疡的重要依据,但相当一部分溃疡病患者病史不典型,甚至有部分患者无症状,所以病史虽然是诊断的重要依据,但最后确诊还需要胃镜检查或钡餐检查。

(二)内镜检查

内镜是诊断消化性溃疡的最佳方法,其准确性优于 X 线检查。原则上首选胃镜检查,对于那些不适合做胃镜检查者(如严重心、肺功能不全及不能合作者)则用 X 线钡餐检查。

(三)X 线钡餐检查

X 线钡餐是常用的一种诊断消化性溃疡的方法,当前多采用钡剂和空气双重对比造影技术,若在检查适应证方面与胃镜检查相结合或互补,此乃为当前消化性溃疡诊断最理想的方法和手段。

七、鉴别诊断

(一)胃癌

胃镜诊断的胃溃疡必须进行良性溃疡和恶性溃疡(胃癌)的鉴别,进展期胃癌在胃镜下较容易与胃溃疡鉴别,早期胃癌有时单凭胃镜所见很难与良性溃疡鉴别,必须依赖病理组织学检查。恶性溃疡直径一般＞2 cm,形状不规则,基底凸凹不平,覆污秽苔,表面出血坏死组织较多,溃疡边缘不整齐呈"火山口"状,质地较脆,活检后易出血;胃壁僵硬,蠕动差。对于难治性溃疡或怀疑恶性溃疡且活检阴性者,可借助超声胃镜、腹部 CT 等检查协助鉴别,必要时短期内复查胃镜进行再次活检。对于内镜下诊断良性溃疡且活检阴性者,仍有漏诊恶性溃疡的可能,建议完成正规治疗后进行胃镜复诊,同时结合病理活检减少漏诊的发生。

(二)功能性消化不良

常表现为上腹疼痛、反酸、嗳气、早饱、恶心、呕吐、腹胀等,部分患者临床症状酷似消化性溃疡。胃镜检查提示完全正常或轻度胃炎。

(三)慢性胆囊炎和胆囊结石

常与进食油腻饮食有关,表现右上腹疼痛,疼痛可向右肩背部放射,伴发热、黄疸、恶心、呕吐等临床症状。右上腹可有压痛,墨菲征阳性,典型表现不难与消化性溃疡鉴别。对于不典型者可借助腹部 B 超、CT 等进行鉴别诊断。

(四)胃泌素瘤

胃泌素瘤又称 Zollinger-Ellision 综合征,是胰腺非 β 细胞瘤,可分泌大量胃泌素。大量胃泌素刺激壁细胞增生,分泌大量胃酸,使上消化道处于高酸环境,引起顽固性、多发性、非典型溃疡,易合并出血、穿孔等并发症,伴有腹泻、明显消瘦,对药物治疗效果较差。胃液分析、血清胃泌素检测、超声胃镜、CT、MRI 等检查有助于诊断。

八、治疗

(一)一般治疗

注意休息,避免过度劳累和精神紧张;避免刺激性饮食,戒烟酒,少饮浓茶、咖啡及进食辛辣、酸甜食物,勿暴饮暴食,防止胃窦过度扩张增加胃泌素分泌。

(二)药物治疗

1.抑制胃酸的药物

抑酸治疗是缓解临床症状,促进溃疡愈合的最主要措施,主要有 H_2 受体拮抗剂和质子泵抑制剂。

(1)组胺 H_2 受体拮抗剂:西咪替丁是第一个大规模应用的组胺 H_2 受体拮抗剂,其结构与组胺类似,含有一个咪唑环,300 mg 的西咪替丁可使空腹和进餐后胃酸分泌减少 95％和 75％,但作用持续时间短,用法每次 400 mg,早晚各一次。用药 4 周可使 80％的十二指肠溃疡愈合。长期使用西咪替丁可出现不良反应,主要有男性乳腺发育和阳痿、精子数量轻度减少及垂体-睾丸功能紊乱。西咪替丁可以抑制肝脏细胞色素 P450 的活性,延缓某些药物的清除,如华法林、地西泮、吲哚美辛、普萘洛尔、茶碱等,也有一过性血清氨基转移酶升高的报道。肾脏是西咪替丁代谢的重要部位,肾功能衰竭的患者清除相应减少,注意减少剂量防止中毒性精神错乱的发生。

雷尼替丁是第二个广泛应用的 H_2 受体拮抗剂,和西咪替丁在结构上主要区别是不含咪唑环,而含呋喃环。它的抗分泌效能比西咪替丁强 5~10 倍,且作用时间长,因而用药剂量和频率较西咪替丁少。不良反应亦少,不具有抗雄激素作用,不影响肾功能;通过血-脑屏障量少,不导致精神错乱;同时对细胞色素 P450 影响小。常用剂量为每次 150 mg,一日 2 次,清晨和睡前服用。

法莫替丁是第三个应用于临床的组胺 H_2 受体拮抗剂,结构上含有噻唑环。法莫替丁抑酸分泌的能力比雷尼替丁强 6~10 倍,比西咪替丁强 30 倍以上。因此用量更少,常用剂量为每次 20 mg,一日 2 次。法莫替丁不抑制细胞色素 P450。口服吸收迅速,约 2 小时血药浓度达高峰,半衰期约 3 小时,80% 以原形物从尿中排出。不良反应轻微,包括头痛、头晕、便秘、口干、恶心、呕吐、腹胀等不适。

尼扎替丁是一个新型的组胺 H_2 受体拮抗剂。药代动力学显示半衰期短,为1.4~1.5 小时,口服后生物利用度>90%,远远超过雷尼替丁和法莫替丁,大部分以药物原形经肾排出。美国和欧洲的一项多中心双盲对照试验研究表明,尼扎替丁短期治疗 DU 的愈合率超过 90%,维持治疗应用 12 个月以上可防止18% 的溃疡复发。尼扎替丁不影响肝脏细胞素色 P450,不良反应少,主要不良反应有皮疹、瘙痒、便秘、腹泻、口渴、呕吐、头晕、失眠多梦等。常用剂量150 mg,一日 2 次。

罗沙替丁是另一个第四代组胺 H_2 受体拮抗剂,其生物利用度在同类药物中最高,为脂溶性药物,在小肠、血浆和肝脏内经酶催化作用后迅速转化成活性代谢物,能抑制基础胃酸和刺激所致胃酸分泌,作用强而持久,还能抑制胃蛋白酶分泌,对血清胃泌素、泌乳素无明显影响;没有抗雄激素的作用,并且不影响肝脏药物代谢酶。常用剂量 75 mg,一日 2 次。

在用法上,传统用法多根据组胺 H_2 受体拮抗剂的血浆半衰期采用一日多次剂量的服用方法,但近年来研究结果显示,睡前单一剂量给药法在溃疡愈合速度、临床症状缓解及安全性上均与一日多剂量给药法相同。夜间酸分泌在消化性溃疡病尤其是十二指肠溃疡发病机制中占重要位置,研究结果表明夜间单一剂量给药可以有效地抑制夜间酸分泌,对日间酸分泌影响很小,有利于胃酸正常生理功能的发挥。

(2)质子泵抑制剂:质子泵抑制剂已成为酸相关性疾病治疗的首选药物。质子泵抑制剂抑制胃壁细胞泌酸的最终环节,抑酸能力大大超过组胺 H_2 受体拮抗剂等传统抑酸药。同时新一代质子泵抑制剂的研发不断创新,因起效更快,抑酸效果更好,药物代谢对 CYP2C19 代谢酶依赖性小等优势在消化性溃疡、胃食管反流病等疾病的治疗上更具优势。

质子泵是一种 H^+-K^+-ATP 酶,是 H^+ 最终共同途径,存在于胃壁细胞分泌小管的细胞膜,借 ATP 降解供能进行 H^+、K^+ 交换,特异性将 H^+ 泵入胃腔,形成胃内高酸状态。质子泵抑制剂为苯并咪唑类衍生物,能迅速穿过胃壁细胞膜,聚集在强酸性分泌小管中,转化为次磺酰胺类化合物,与 H^+-K^+-ATP 酶的巯基共价结合,形成二硫键,使质子泵失活,从而抑制胃酸分泌。第一代质子泵抑制剂主要有奥美拉唑、兰索拉唑和泮托拉唑。

2.胃黏膜保护药

胃黏膜保护剂的作用主要是增强黏膜抵抗力,增加胃黏液分泌,中和胃酸及胆汁,改善胃黏膜血流,促进前列腺素、表皮生长因子等保护因子生成。

此类药物主要有硫糖铝、胶体铋、替普瑞酮、铝碳酸镁。

其他常用的胃黏膜保护药有麦滋林、瑞巴派特、磷酸铝凝胶等,保护胃黏膜的作用大致相似,主要是通过中和胃酸及胆汁,增加上皮层黏液-碳酸氢盐合成及前列腺素的分泌,抑制氧自由基产生等途径发挥胃黏膜保护作用。

3.增加胃动力药

部分胃溃疡患者伴有胃动力不足,胃排空延缓。增加胃动力可促进胃排空,减少胃窦扩张及改善临床症状。常用药物有甲氧氯普胺、多潘立酮及莫沙必利等。

(三)根除幽门螺杆菌治疗

1.幽门螺杆菌耐药和方案的选择

在我国幽门螺杆菌感染率总体上仍较高,成人中感染率达 40%～60%,对消化性溃疡合并幽门螺杆菌阳性者,无论是初发或复发,活动或静止,有无并发症,都应行抗幽门螺杆菌感染的治疗。目前尚无单一药物能有效根除幽门螺杆菌感染,必须联合用药。根除治疗应选用幽门螺杆菌根除率高的治疗方案,否则根除失败后幽门螺杆菌产生耐药性将对以后的治疗带来困难。目前推荐的用于根除治疗的 6 种抗菌药物中,甲硝唑耐药率达 60%～70%,克拉霉素达 20%～30%,左氧氟沙星达 30%～38%,阿莫西林、呋喃唑酮和四环素的耐药率仍较低

（1%～5%）。

幽门螺杆菌根除率依赖以下几个因素:治疗方案、抗生素的耐药率、患者依从性、疗程、药物代谢酶基因多态性。

在幽门螺杆菌高耐药率背景下,铋剂四联方案再次受到重视。经典的铋剂四联方案(铋剂＋质子泵抑制剂＋四环素＋甲硝唑)的疗效再次得到确认。在最新的 Maastricht-4 共识中,在克拉霉素高耐药率＞20%的地区,首先推荐铋剂四联方案,如无铋剂,推荐序贯疗法或伴同疗法。我国可普遍获得铋剂,因此可充分利用这一优势。铋剂安全性的 Meta 表明,在根除幽门螺杆菌治疗中,含铋剂方案与不含铋剂方案的不良反应相比,仅粪便黑色有差异,短期(1～2周)服用铋剂有相对高的安全性。

根除幽门螺杆菌抗菌药中,阿莫西林、呋喃唑酮和四环素的耐药率仍很低,治疗失败后不容易产生耐药性,可重复使用;而克拉霉素、甲硝唑和左氧氟沙星耐药率高,治疗失败后易产生耐药性,原则上不可重复使用。在选择抗菌药物时应充分考虑药物的耐药性,结合地区的耐药特点,尽可能选用耐药率低的抗菌药物联合治疗。铋剂、质子泵抑制剂与抗菌药物联合应用可在较大程度上克服幽门螺杆菌对甲硝唑、克拉霉素的耐药性,但是否可克服氟喹诺酮类药物的耐药性尚不清楚。鉴于铋剂四联疗法延长疗程可在一定程度上提高疗效,目前推荐的疗程为 10 天或 14 天。

在临床实施根除幽门螺杆菌治疗中,还需要考虑以下几个方面。①强调个体化治疗:方案、疗程和药物的选择需考虑既往抗菌药物应用史、吸烟、药物过敏史、潜在不良反应、根除适应证及伴随疾病、年龄等因素,制订个体化根除方案;②告知根除方案潜在不良反应和服药依从性的重要性;③根除率受宿主 $CYP2C19$ 基因多态性影响,尽可能选用作用稳定、疗效确切、受 $CYP2C19$ 基因多态性影响较小的质子泵抑制剂,提高根除率;④根除治疗前停服质子泵抑制剂不少于 2 周,停服抗菌药物、铋剂不少于 4 周,如果是补救治疗,建议间隔 2～3 个月。

如果经过两次连续根除治疗失败,疗程均为 10 天或 14 天,失败后再次治疗失败的可能性很大。建议再次评估根除治疗的风险-获益比。

2.根除幽门螺杆菌治疗结束后的维持治疗

根除幽门螺杆菌治疗结束后是否需要后续维持治疗,目前意见尚不统一。传统意见认为根除幽门螺杆菌治疗结束后,对于十二指肠溃疡需正规服用质子泵抑制剂或 H_2 受体拮抗剂 4～6 周,对于胃溃疡则需 6～8 周。主张维持治疗理由是维持治疗可提高溃疡愈合质量,有助于减少溃疡复发率。

溃疡完全愈合不仅需要黏膜缺损的修复,更需要黏膜下组织结构的修复重建及具有完整的黏膜防御能力。另一种观点认为,根除幽门螺杆菌治疗结束后不必再继续治疗。国内多数学者认为根除幽门螺杆菌治疗结束后,应再进行一段时间的维持治疗。常用于维持治疗的药物是组胺 H_2 受体拮抗剂,用药剂量通常是常规剂量的一半:西咪替丁 400 mg,睡前 1 次;雷尼替丁 150 mg,睡前1 次。已证明,这种剂量的维持治疗可有效预防溃疡复发,动物实验也证明长期用药具有较好的安全性。质子泵抑制剂也有用于维持治疗的报道,长期使用可能导致骨质疏松、艰难梭菌感染、小肠细菌过度生长、社区获得性肺炎等并发症,长期用药的安全性有待商榷。

(四)溃疡复发的预防治疗

吸烟、胃酸高分泌、幽门螺杆菌感染、非甾体类抗炎药等是导致溃疡复发的重要因素,应尽可能消除上述危险因素。根除幽门螺杆菌感染、溃疡的抑酸维持治疗是预防溃疡复发的重要措施,能有效减少溃疡复发及并发症。溃疡复发而幽门螺杆菌感染阴性的溃疡者、根除幽门螺杆菌感染后溃疡复发者、长期服用非甾体类抗炎药者、高龄伴有严重疾病或并发症者都需药物维持治疗。维持治疗有以下几个方面。①正规维持:每日两次或睡前一次服用 H_2 受体拮抗剂或质子泵抑制剂,每周 2~3 次,多数主张至少维持 1~2 年;②间隙全剂量:患者出现严重临床症状或胃镜证明溃疡复发时可予 4~8 周全剂量治疗,这种方法简便易行,易为多数患者接受;③按需治疗:临床症状复发时给予短程治疗,临床症状消失后可停药,目的是控制临床症状。

(五)外科治疗

由于内科治疗的进展,目前外科手术主要限于少数有并发症者:①大量或反复出血内科治疗无效;②急性穿孔;③器质性或瘢痕性幽门梗阻;④胃溃疡疑有癌变者;⑤正规内科治疗无效的顽固性溃疡。

九、特殊类型的消化性溃疡

(一)胃及十二指肠复合溃疡

复合溃疡是指两个或两个以上脏器同时发生消化性溃疡,主要为胃和十二指肠同时发生溃疡。可表现为胃和十二指肠同时有活动性溃疡,或胃溃疡伴有十二指肠球部变形。其特点为以下几个方面。

(1)复合性溃疡的发生率占整个消化性溃疡的 5%。

（2）十二指肠溃疡往往先于胃溃疡出现，胃溃疡的出现可能与已有的十二指肠溃疡造成的幽门功能障碍有关。

（3）复合性溃疡的幽门梗阻发生率高于单个胃溃疡或十二指肠溃疡。

（4）一般认为伴有十二指肠溃疡的胃溃疡恶变的危险性小，但并非绝对的，特别是高龄患者，更应注意预防。

（5）复合性溃疡的幽门螺杆菌检出率高于单纯胃溃疡者。

（二）幽门管溃疡

幽门管于胃远端，与十二指肠交界，长约 2 cm，幽门管的病理生理与十二指肠相似，胃酸一般增多，其特点如下。

（1）缺乏典型消化性溃疡疼痛的节律和周期性，餐后上腹痛者多见，其程度较剧烈，制酸药可使疼痛缓解。

（2）易发生幽门梗阻。

（3）一旦发生出血，则出血不易止住，可能与其解剖位置有关。

（4）X 检查易漏诊，诊断依靠胃镜检查。

（5）内科治疗不如普通溃疡效果好。

（三）十二指肠球后溃疡

十二指肠球部以下，黏膜皱襞呈环形。凡发生在环行皱襞移行部或其以后部位的消化性溃疡称球后溃疡。其溃疡多发生在十二指肠的第一部，溃疡多在后壁；少数在降部，肝胰壶腹之前，发病率占十二指肠溃疡的 10%。以下是球后溃疡的特点。

（1）夜间痛和放射至背部的疼痛比普通十二指肠溃疡更明显，且剧烈而持久。

（2）溃疡可向小网膜和胰腺穿透，其症状类似急性胰腺炎。

（3）容易发生大出血、狭窄和肠梗阻。

（4）X 线检查容易漏诊，诊断依靠胃镜。

（5）内科治疗效果不如普通消化性溃疡。

（6）发生在十二指肠降部的多发性溃疡应与 Zollinger-Ellison 综合征相鉴别。

（四）巨型的胃和十二指肠溃疡

当胃溃疡直径＞3 cm，或十二指肠溃疡直径＞2 cm 时则称巨型溃疡。巨型溃疡不一定是恶性的，但应与恶性溃疡相鉴别，以下是巨型溃疡的特点。

（1）疼痛剧烈，且常放射至背部。

（2）容易发生出血或穿孔，因溃疡较大。

(3)容易发生狭窄和梗阻,见于位于十二指肠并穿透到胰腺的溃疡。

(4)X 线的巨大龛影应注意与十二指肠憩室鉴别。

(5)溃疡愈合慢,内科治疗效果不如普通溃疡好。

(五)老年消化性溃疡

老年人消化性溃疡系指发生年龄在 65 岁以上的溃疡病,国内资料统计 65 岁以上老年胃溃疡发生率 5.2%,70 岁以上增至 8.5%。其年龄也有定在 60 岁以上者,各报道非完全统一。老年消化性溃疡的特点为:

(1)症状不典型或无症状。根据国内外统计 21%～35%无症状或症状不显著,部分患者以溃疡病的并发症如出血或穿孔为首发症状,部分老年消化性溃疡患者,虽然疼痛不明显,但疼痛之外症状如食欲缺乏、恶心、呕吐、体重减轻、贫血(粪便潜血阳性)等症状显著。

(2)体征多不明显。有资料显示,有 1/3 溃疡穿孔患者不出现明显肌紧张,必须用 X 线透视检查,诊断时要注意。

(3)巨大溃疡多见,多位于高位胃体,需与胃癌相鉴别。

(4)并发症发生率高,且较严重。国内资料显示老年消化性溃疡合并大出血者占 20%～40%;穿孔占 16%～18%;幽门梗阻 3%～8%;并发症的平均病死率 10%。

(5)溃疡愈合缓慢,用药时间相对较长。

关于老年消化性溃疡的发病原因是否有特殊性,目前尚不清楚,目前认为可能与老年人胃黏膜抵御能力下降,胃黏膜血流差,加之因心脑血管疾病治疗的需要而长期服用阿司匹林等药物有关。

(六)儿童期消化性溃疡

儿童期消化性溃疡的发生率低于成人,可分 4 种不同类型。

1.婴儿型

婴儿型溃疡为急性溃疡,发生于新生儿和两岁以下婴儿。病因未明。新生儿期以十二指肠溃疡多见,愈合迅速,或是发生并发症如穿孔或出血者可迅速死亡。

2.继发型

此型溃疡发生与一些严重系统性疾病,如脓毒病、严重烧伤、中枢神经系统疾病以及与皮质类固醇的应用有关。

3.慢性型

此型溃疡主要见于学龄儿童,随着年龄增长,溃疡症状与成人接近。但在幼儿疼痛部位弥散,多在脐周,与进食无关,呕吐症状多见,可能是由于幼儿十二指肠较小,一旦出现充血、水肿或痉挛就容易发生梗阻现象。

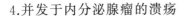

4.并发于内分泌腺瘤的溃疡

此型溃疡发生于胃泌素瘤和多发性内分泌腺瘤Ⅰ型,即 Wermer 综合征。

(七)无症状溃疡

有 15%～33% 的消化性溃疡患者无任何症状,有学者将之称为"沉默的溃疡"。部分患者则以溃疡病的并发症如穿孔或大出血为首发症状;另一部分患者在做内镜或 X 线胃肠造影时偶然发现;甚至于尸体解剖时才得以发现;无症状溃疡可发生于任何年龄,但以老年人多见。

(八)难治性溃疡

难治性溃疡是指经正规内科治疗(用 H_2 受体拮抗剂或质子泵抑制剂)持续治疗 8～12 周,溃疡不愈者称难治性溃疡,其原因如下:

1.穿透性溃疡

穿透与穿孔不同,穿透是穿通肠壁并与邻近器官-组织,如胰腺、网膜、肝脏或结肠粘连,而不发生游离穿孔。穿透性溃疡是顽固性溃疡的重要原因。

2.某些特殊类型的溃疡

如球后溃疡、幽门管溃疡、老年消化性溃疡时,内科治疗效果往往不如普通消化性溃疡。

3.存在引起难治性溃疡的疾病

如胃泌素瘤、甲状旁腺功能亢进症等,胃酸处于高分泌状态而发生的难治性溃疡。

4.诱发溃疡发生的原因持续存在

如吸烟、饮酒、饮食不当等因素未予去除,或存在持续而强烈的精神因素刺激,都可能影响溃疡延迟不愈。

5.对 H_2 受体的反应性降低

支持这一观点的依据是长期应用 H_2 受体拮抗剂患者可使患者对药物的敏感性下降,有研究证实西咪替丁对难治性十二指肠溃疡的抑酸作用不如对一般患者有效。

6.与幽门螺杆菌持续存在有关

幽门螺杆菌感染致黏膜防御功能削弱是引起溃疡迁延不愈的一个重要原因。根除幽门螺杆菌不仅减少溃疡复发而且也促进溃疡愈合。

7.警惕合并胃癌

早期溃疡型胃癌,大体形态难以鉴别,而活检诊断阳性率也并非 100%,所以应注意反复做胃镜取活体检查,以避免发生误认为是难治性溃疡的溃疡型癌或溃疡恶性变。

第四节　胃、十二指肠损伤

一、概述

胃创伤包括开放性（穿透性）或闭合性（钝性）损伤、医源性损伤（如内镜检查或治疗引起的损伤和手术引起的胃肠道损伤）及吞入消化道内的物理性（如尖刀、钉子）或化学性（如硫酸）损伤，本节讨论闭合性损伤。

胃闭合性损伤可引起胃撕裂伤、胃破裂，其临床特点：①常见于腹部饱食后，而胃撕裂伤患者的胃在创伤时均不饱胀；②主要症状为休克、出血和腹膜刺激征，与腹部一般损伤病情较难区分；③均有腹痛、恶心、呕吐及呕吐物含有血液；④胃损伤时常伴有其他脏器损伤，肝、胰邻近脏器损伤多见于胃撕裂伤中，而脾损伤、膈破裂则多见于胃破裂伤中。

在所有钝性腹部损伤中，胃损伤占 $0.9\%\sim1.7\%$。单纯胃损伤的病死率几乎为零。但在合并多脏器损伤中，病死率高达 50%。诊断胃损伤时可采用以下措施：①放置胃管，若从胃管内抽出血液，即可确诊；②X 线检查；③腹腔灌洗术；④腹腔穿刺术。

十二指肠损伤占腹部损伤的 $3\%\sim5\%$，其病死率可达 $10\%\sim24\%$。十二指肠创伤常合并有胰腺、脊柱、门静脉，胆道及肝脏等的损伤，单独的十二指肠损伤较少见。可分为开放性及闭合性损伤。开放性损伤可由枪伤、弹片伤及刀刺伤所致。闭合性损伤多由上腹部挤压伤或撞击伤所致。上腹部的严重闭合伤较穿透性损伤更易累及十二指肠。钝性伤时直接暴力可引起十二指肠圈内压力骤升，肠壁挫伤、血肿、穿孔甚至断裂。十二指肠损伤有腹腔内及腹膜后腔破裂两种，腹腔内破裂其临床表现与十二指肠溃疡穿孔相似。腹膜后腔破裂早期症状不典型，容易误诊。破裂部位多在第二段、第三段，亦即在腹膜后十二指肠固定部位。钝性伤小的挫伤可没有症状，血肿增大时会引起肠梗阻，十二指肠的穿孔或断裂会引起腹膜后积气积液或腹腔内感染。

二、胃、十二指肠损伤的分级

胃、十二指肠损伤的分级，一方面是为了评估损伤的严重程度，另一方面，通过分级，可以指导临床医师采取合适的治疗方式。胃和十二指肠两者损伤严重程度不同，机制不同，因此其分级也有所不同。我国目前尚无相关分级标准，临

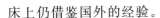

床上仍借鉴国外的经验。

（一）胃损伤分级

Ⅰ级：挫伤或血肿，胃壁部分撕裂。

Ⅱ级：食管胃结合处或幽门处破裂＜2 cm；近端1/3胃破裂＜5 cm；远端2/3胃破裂＜10 cm。

Ⅲ级：食管胃结合处或幽门处破裂＞2 cm；近端1/3胃破裂＞5 cm；远端2/3胃破裂＞10 cm。

Ⅳ级：组织缺损或失血供面积小于2/3胃。

Ⅴ级：组织缺损或失血供面积大于2/3胃。

（二）十二指肠损伤分级

Ⅰ级：十二指肠壁内血肿，多为肌层断裂而黏膜、浆膜未破裂。

Ⅱ级：十二指肠裂伤，表现为十二指肠穿孔或断裂。

Ⅲ级：十二指肠损伤合并轻微胰腺损伤，表现为十二指肠损伤，胰腺轻微损伤，胰管未断裂。

Ⅳ级：十二指肠损伤合并重度胰腺损伤，多为胰头颈部碎裂，主胰管破损，胰液外溢。

三、临床表现

（一）症状

1.腹痛

腹部外伤除了少数合并脑外伤或休克、昏迷的患者不能交流外，绝大多数患者多会主诉腹部疼痛，多为持续性疼痛。若为胃十二指肠壁间血肿，则疼痛出现在伤后24～48小时，程度多为轻到中度。若为开放式损伤或闭合性损伤合并破裂，则疼痛多较剧烈，迅速弥漫至全腹，体位改变使疼痛加重，因此患者多不会主动变换体位。随着腹腔内渗液增加，消化液被稀释，腹痛可有所减轻，但是随着细菌繁殖，出现细菌性腹膜炎后，腹痛则再次加重。

若破裂在十二指肠的腹膜外部分，则患者主诉为腰背部疼痛剧烈，腹部疼痛较之为轻，主要表现为右腰大肌部位有疼痛及压痛，并可向会阴、睾丸和肩部放射。

2.恶心、呕吐

恶心、呕吐较常见，尤其是发病初期。主要是腹腔内出血或消化液刺激腹膜的自主神经反射而引起。合并腹膜炎时，症状则明显加重。持续性呕吐还可能是肠麻痹的表现。若为胃、十二指肠壁间血肿巨大引起的幽门梗阻或十二指肠梗阻,则呕吐多进行性加重,呕吐物含胆汁,不含血液。若为胃、十二指肠破裂,则呕吐物或胃管内可含有血性液体。

3.休克

单纯胃、十二指肠损伤,一般多为感染性休克,若合并有其他脏器损伤,则可早期即出现失血性休克的表现。患者出现烦躁不安、口渴、心悸、呼吸急促、皮肤苍白、四肢厥冷等休克症状。

(二)体征

1.局部体征

闭合性损伤,胸腹部大多无明显创伤痕迹,少数可见下胸和/或上腹部淤血。开放性损伤应仔细检查致伤入口和出口。

2.腹膜炎体征

胃和十二指肠腹腔内部分破裂穿孔后,早期为消化液刺激,即化学性腹膜炎,后期出现细菌性腹膜炎,体检可以发现腹部压痛、肌紧张和反跳痛。若十二指肠腹膜外部分破裂,消化液积聚于腹膜后,腹部体征不明显,仅有腹部压痛,无肌紧张和反跳痛,而腰背部叩痛明显。若腹腔内游离气体较多,则叩诊肝浊音界消失。若腹水较多,可出现移动性浊音阳性。

3.休克

细菌性腹膜炎后期或合并其他脏器损伤大量失血后,患者会出现感染性休克或失血性休克的表现,如脉速、心率增快、低血压、尿量少、呼吸浅促、皮肤苍白。若为感染性休克,还会伴高热等感染征象。

闭合性损伤所致腹膜后十二指肠破裂的早期症状、体征相对不明显,伤后往往有一段缓解期,直到数小时乃至1天后病情明显恶化后才引起重视。一般出现症状,右上腹或腰背部持续性疼痛且进行性加重,可向右肩部或右侧睾丸放射;右腰部(腰大肌内侧)有压痛;直肠指检有捻发感;腹部体征相对轻微而全身情况不断恶化等均应考虑十二指肠腹膜外部分损伤的可能。

4.肠鸣音减弱或消失

胃和十二指肠的腹腔内部分破裂,消化液流入腹腔,早期肠鸣音减弱,时间较久后完全消失。腹腔内出血量较多时,肠鸣音也会减弱。

四、辅助检查

(一)实验室检查

胃、十二指肠外伤时,一般多伴有白细胞计数的持续性升高。血清淀粉酶对于十二指肠损伤具有一定的价值,红细胞计数、血红蛋白、血细胞比容等指标的下降取决于损伤程度和有无合并其他实质脏器损伤。

(二)腹腔穿刺和腹腔灌洗

对于腹部外伤的患者,腹腔穿刺可以明确腹腔有无积气积液及积液的性质。尤其是对于血流动力学不稳定,或神志欠清或者昏迷的患者,不适合进行太多检查,采用直接,快捷的方法以明确诊断。对于腹腔穿刺阴性的患者,可行腹腔灌洗。穿刺液或腹腔灌洗液为血性液体或含有胆汁或淀粉酶高,均提示消化道穿孔,应手术探查。腹腔灌洗可重复进行,特别是对于复合外伤的患者。

(三)X 线检查

胃和十二指肠腹腔内部分破裂时,胃和十二指肠内气体进入游离腹腔,立位或半卧位腹平片可见膈下游离气体。十二指肠腹膜外部分破裂,其消化液和气体进入腹膜后间隙,可达腰大肌甚至骶前,平片可见腰大肌阴影消失或肾周积气,口服泛影葡胺见有胃和/或十二指肠外显影。

(四)B 超

胃和十二指肠腹腔内部分破裂,消化液流入腹腔,B 超可见腹腔内积气积液,但是 B 超无法判断腹腔内液体性质,故特异性不强。对于十二指肠腹膜外部分破裂,B 超观察到十二指肠周围血肿、积气或积液。超声创伤重点评估法在空腔脏器损伤正逐渐受到关注。

(五)CT

胃和十二指肠腹腔内部分破裂,消化液流入腹腔,CT 可见腹腔内积液,腹腔内游离气体。对于十二指肠腹膜外部分的损伤,CT 显示十二指肠肠腔缩小或扩张、造影剂中断,右肾前间隙游离气体和/或积液,右肾影模糊。

需要强调的是,对于临床外科医师来说,应对影像学检查对腹部创伤诊断的价值和局限性有全面和客观的认识。和其他辅助检查方法一样,影像学也有它本身的缺陷,腹腔内空腔脏器损伤时,因气体干扰,诊断符合率低于实质性脏器,并可能影响实质性脏器的扫查;部分患者可能因休克、病情重、年龄小或受体位影响等因素不能配合检查,使影像学检查受到一定程度的限制。

临床征象仍是开腹探查的主要依据:影像学检查必须在保证患者的血流动力学稳定情况下进行,对有明确剖腹探查指征但血流动力学不稳定的患者,不能因追求检查和诊断明确而延误处理;影像学检查对腹部损伤虽有较高的准确性,但多数不能准确地叙述脏器损伤的严重程度,对分型及分级意义也不大;对实质性脏器损伤诊断的敏感性及特异性、准确性均优于空腔脏器损伤。

伴腹部多发伤的患者应常规行影像学检查,如果 B 超结果正常,CT 检查只能给少数患者提供治疗帮助;而 B 超异常,CT 检查对多数腹部损伤患者可提供更重要的治疗信息。

(六)腹腔镜探查

现代腹腔镜技术的发展为腹部外伤的早期诊断和治疗提供了巨大便利。通过腹腔镜一方面能够清晰、准确地对腹腔内脏器进行探查,对某些开腹手术探查不易看清的部位更能发挥优势,使腹部外伤的诊断更为快捷、准确。但是对于血流动力学不稳定的患者,则不应考虑腹腔镜探查。

(七)剖腹探查

对于腹部外伤,特别是闭合性外伤的患者,最可靠的诊断方法就是剖腹探查,细致、全面、有序的探查可以减少漏诊。

由于胃位置浅在,探查简单,因此胃损伤一般术中均可明确诊断,应注意打开胃结肠韧带以探查后壁。而十二指肠损伤的误诊和漏诊较多,国内报道十二指肠损伤术中漏诊率为 10.7%～25.0%。因此术中探查必须仔细探查全腹腔,不可因发现一两处损伤而忽略了对十二指肠和胰腺等腹膜后脏器的检查。术中发现下述情况均应切开后腹膜探查十二指肠:①腹腔内有黄绿色胆汁;②十二指肠表面、后腹膜及横结肠系膜根部发生肿胀、瘀斑、脂肪坏死、腹膜后蜂窝织炎;③十二指肠侧方有胆汁染色、局部有积气或捻发感;④腹膜后穿刺抽出肠内容物、胆汁等;⑤肝下、横结肠系膜根部以上的后腹膜巨大血肿;⑥从胃管内注入亚甲蓝稀释液 100 mL,十二指肠周围出现蓝色者。应当强调,只要出现上述一项,即应探查十二指肠全程,以免漏诊十二指肠多处损伤。

十二指肠的一个特殊类型就是十二指肠壁内血肿,由上腹部挫伤引起,多见于儿童。十二指肠壁内血肿,但是黏膜和浆膜均完整,不会出现腹膜炎或内出血征象。病情进展缓慢,当血肿持续增大,会压迫十二指肠肠腔,出现高位梗阻表现。除上腹不适、隐痛外,无其他特异性表现,数日后可出现呕吐,并进行性加重,呕吐液中含有胆汁。右上腹多能扪及包块,质软。X 线平片可见"双泡征"(胃泡和梗阻近端十二指肠积气积液),钡剂通过受阻,有时可见"弹簧征"(黏膜被血肿顶起并堆积在一起)。CT 可见十二指肠肠壁增厚及肠腔狭窄。磁共振所见较为特异,可见血肿中央呈低信号,主体呈高信号,周边又呈低信号,整个血肿范围清晰可见。

五、诊断

对于胃和十二指肠开放性损伤结合损伤器械、创伤部位和流出液体含有胆

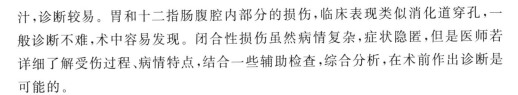

汁,诊断较易。胃和十二指肠腹腔内部分的损伤,临床表现类似消化道穿孔,一般诊断不难,术中容易发现。闭合性损伤虽然病情复杂,症状隐匿,但是医师若详细了解受伤过程、病情特点,结合一些辅助检查,综合分析,在术前作出诊断是可能的。

六、鉴别诊断

对于腹部外伤患者,判断是否需要手术是临床首要问题,特别是对于病情危重,生命体征不稳定的患者,及时手术探查是最为重要的,伤及脏器可留待术中探查明确。而判断伤及脏器有时较为困难,特别是多脏器损伤,其临床表现混合在一起,明确诊断较为困难。

(一)小肠穿孔

患者临床表现和腹部体征与胃和十二指肠腹腔内部分穿孔相似,但是胃管引流液无血性液体。CT可见肠壁增厚,多伴有肠系膜脂肪异常影,肠系膜血肿等表现可供区别。

(二)胰腺损伤

十二指肠损伤多合并胰腺损伤,血清和腹腔穿刺液淀粉酶升高,但并非特异。有30%的胰腺损伤并无淀粉酶升高。B超可见胰腺回声不均,周围积血积液,和CT显示胰腺轮廓不整,周围有积血积液。

(三)腹膜后血肿

腹膜后血肿多为骨盆及脊柱骨折引起,其他如腹膜后脏器破裂和肌肉血管损伤均可以导致后腹膜血肿。严重的后腹膜血肿,积血可达3 000~4 000 mL。足以导致失血性休克。一般无典型症状,可有轻微腹痛、腰背痛、腹胀、肠鸣音稀少和X线上腰大肌影模糊。侧腹部和腰部瘀斑有诊断意义,但是多出现在后期,对早期诊断价值不大。

七、治疗

(一)早期处理

1.胃、十二指肠开放式损伤

对于胃、十二指肠开放式损伤患者,均应尽早手术。接诊后应立即了解受伤经过,进行必要的检查有无合并多发复合外伤和/或其他脏器损伤,同时迅速开通静脉通路,监测患者生命体征,了解有无休克征象。留置胃肠减压,以减少胃液继续流出至腹腔,并观察引流液的性状。留置尿管,观察尿液性状,并帮助判断有无泌尿系损伤和休克情况。

2.胃、十二指肠闭合性损伤

对于胃、十二指肠闭合性损伤的患者,应首先简单了解受伤经过,同时监测生命体征。若生命体征不稳定,休克症状明显,在积极抗休克治疗的前提下,尽可能初步判断伤及器官和严重程度,也应尽早手术,剖腹探查。检查应简单快捷,根据所在单位的客观情况,选择必要的影像学检查,同时进行必要的血清学检查、血型检查,并准备输血。若生命体征平稳,患者一般情况稳定,可以在完善各项实验室检查,影像学检查后,留置胃管,确实暂无阳性发现,可密切观察病情变化,4～6 小时后复查生命体征、红细胞计数、血红蛋白、血细胞比容,必要时可重复腹穿或腹腔灌洗,复查 B 超或 CT,与前期的结果进行对比,有无改变或异常。

3.抗生素的使用

一旦决定手术,就应尽早完成术前准备,建立通畅的静脉通路,最好是深静脉通路,交叉配血,留置胃管和尿管。同时尽早给予抗生素,胃、十二指肠损伤的早期,可能为某一种或数种细菌感染。但是到了后期,绝大多数转变为需氧菌和厌氧菌的混合感染,并且会出现多种细菌的复合感染。这是在临床上选择抗生素时必须时刻注意的。

化脓性腹膜炎多为厌氧菌和需氧菌所致的多菌种混合性感染,针对这一细菌学特点应联合使用两种及两种以上抗生素,如单独使用对需氧菌有效的抗生素,虽可降低腹膜炎患者早期脓毒血症的发生和死亡率,但不能降低后期腹腔内脓肿的发生率;而联合使用抗需氧菌和抗厌氧菌的药物,则可使患者的病死率和脓肿发生率均降低。故在处理继发性化脓性腹膜炎时,宜早期、足量联合应用对需氧菌及厌氧菌均有效的抗生素,一般可先根据原发感染灶的性质选择经验性药物,以后再根据治疗效果、病程演变和病原菌培养以及药物敏感试验来调整。胃、十二指肠穿孔后引起继发性腹膜炎的早期常见致病菌多为梭状杆菌,可有肺炎杆菌、肠球菌属、大肠埃希菌等肠道需氧菌,亦有厌氧链球菌、梭状芽胞杆菌等口腔中的厌氧菌。

可以试用下列经验性的抗生素治疗方案。轻-中度感染:单药治疗可选择哌拉西林/他唑巴坦、头孢西丁和头孢美唑。联合用药可选择第二代(头孢呋辛)、第三代头孢菌素(头孢噻肟、头孢他啶和头孢曲松)或哌拉西林与克林霉素或甲硝唑联合应用。也可给予氨基糖苷类抗生素和克林霉素或甲硝唑联合治疗。重度感染可选用亚胺培南和美罗培南。

需要强调的是,胃、十二指肠穿孔 24 小时内手术仅需术前用药,术后若无继

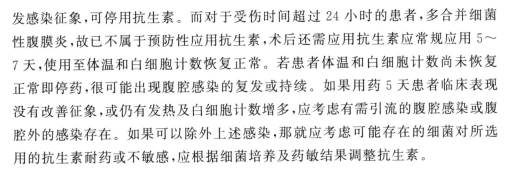

发感染征象,可停用抗生素。而对于受伤时间超过 24 小时的患者,多合并细菌性腹膜炎,故已不属于预防性应用抗生素,术后还需应用抗生素应常规应用 5～7 天,使用至体温和白细胞计数恢复正常。若患者体温和白细胞计数尚未恢复正常即停药,很可能出现腹腔感染的复发或持续。如果用药 5 天患者临床表现没有改善征象,或仍有发热及白细胞计数增多,应考虑有需引流的腹腔感染或腹腔外的感染存在。如果可以除外上述感染,那就应考虑可能存在的细菌对所选用的抗生素耐药或不敏感,应根据细菌培养及药敏结果调整抗生素。

(二)非手术治疗

大部分胃、十二指肠损伤患者均需手术治疗。只有少数患者胃、十二指肠壁内血肿,或诊断尚不明确,患者生命体征平稳,无腹膜炎征象的患者,可以先给予非手术治疗。对于胃、十二指肠损伤,非手术治疗必须慎重,因为胃、十二指肠损伤不仅会引起大量失血,还会引起继发感染,也会导致严重后果。

非手术治疗的主要措施:禁食、胃肠减压、补液、应用止血剂和抗感染药物等。抗感染药物使用原则同前。非手术治疗期间,必须密切观察病情变化和连续监测生命体征、血流动力学指标等,以便了解有无隐匿性活动性出血及合并腹内其他脏器的损伤,特别是十二指肠腹膜外部分损伤,若及时发现,能够适时中转手术治疗。如胃肠减压量增多,有消化道梗阻表现,说明血肿增大;或血压波动明显,或后腹膜出现积气积液,还是应选择手术治疗。

(三)手术治疗

胃、十二指肠损伤仅占腹部创伤的小部分,且多为合并其他脏器损伤,因此术前应了解有无多发复合伤,手术过程中应注意仔细探查腹腔其他脏器,避免探查不全而引起漏诊和误诊。

1.胃损伤

手术治疗前,应彻底探查胃的各个部分。首先应充分游离胃,为保证显露效果,应吸空胃内液体和气体,保持胃内空虚状态。特别要注意探查以下部位,以免遗漏:食管和胃的结合部,胃底高位,胃小弯和胃后壁,还有大、小网膜附着处。若胃前壁有破裂,应仔细检查胃后壁。若反复检查未能发现破裂所在,而临床资料提示胃破裂,可以在腹腔内倒入大量生理盐水,将胃浸没于水中,轻柔挤压胃壁,观察有无气泡冒出,气泡处即为破裂穿孔部位。

对于Ⅰ级和Ⅱ级胃壁血肿,可在血肿处切开止血后,间断缝合即可。对于Ⅰ级和Ⅱ级的胃破裂穿孔,也可直接缝合修补,若边缘有挫伤或失活组织,需修整后再缝合修补。一般建议采用双层修补,第一层为可吸收缝线全层缝合,第二层为丝线间断浆肌层包埋。对于贲门或者幽门处损伤,若直接缝合,可能会出缝合处狭窄梗阻,需加作贲门或幽门成形术。

靠近大弯侧的Ⅲ级破裂,可以采用上述方法缝合修补,也可以使用切割闭合器直接切除破口和部分胃壁。但是在靠近食管胃结合部和幽门处,应避免修补后狭窄,必要时可行幽门成形术。

Ⅳ级的严重破裂,可根据破裂部位和大小行近端胃大部切除术或远端胃大部切除术。对于创伤性为横断伤,只要血供不受影响,一般可采用创缘修整,对端吻合术。若胃破损严重,必要时可行全胃切除,Roux-en-Y吻合。

2.十二指肠损伤

十二指肠的探查通常采用下述方法:沿十二指肠的上外侧作Kocher切口广泛游离,可探查十二指肠第1、第2段及胰头后方;游离右半结肠,切断胃结肠韧带的右半,可探查十二指肠第2、第3段及胰头前面;提起横结肠及其系膜,沿系膜根部切开空肠起始部右上之后的腹膜,然后显露并切断Treitz韧带。沿结肠中动脉起始找到肠系膜上动、静脉,可清楚显示其两侧之十二指肠水平部。经过上述步骤,全部十二指肠得以充分显露,应可避免漏诊和误诊。

十二指肠损伤应根据损伤的部位、程度、范围、原因、局部和全身情况,损伤时间等进行综合分析,认真选择合适的手术方式,预防十二指肠瘘和腹腔感染的发生。十二指肠损伤的手术方式,基本要求:①正确的扩创或清创,去除失活的肠管;②可靠的修补或吻合,避免张力过大影响愈合;③有效的十二指肠引流减压,必要时行胆总管T管引流,对促进愈合极为重要;④充分的腹腔引流,避免腹腔感染。

单纯十二指肠壁内血肿宜行非手术治疗,一般1～2周即可,并且患者不留后遗症。若非手术治疗1周,无缓解征象或14～18天尚未完全患者,需重新全面检查排除其他脏器损伤或血肿纤维化引起的狭窄。剖腹探查中发现的十二指肠壁内血肿,可以切开引流(不需切开黏膜),止血后间断缝合即可。

常用手术方式如下。

(1)十二指肠单纯修补术:该法适用于裂口不大、边缘整齐、血运良好且无张力者,70%～80%的十二指肠损伤可用此法修补。但是由于十二指肠有大量胆汁、胰液等消化液流经,当创伤及手术后发生肠麻痹时,十二指肠肠腔内压力升高,由于消化液位于腹膜外、被动扩张能力差、蠕动慢等因素,且十二指肠为边缘动脉供血,血供相对较差,修补的肠壁易被腐蚀或撑开而发生肠瘘,因此有必要将消化液转流,降低肠腔内压力,以利缝合处组织愈合。常用的是三造瘘术(胃造瘘、胆总管造瘘、十二指肠-空肠逆行插管），一般还同时应行空肠造瘘术。空肠造瘘的目的是为了术后早期肠内营养支持。近年也有作者提出，只要创缘血供良好，缝合无张力，远端无梗阻，单纯修补术后瘘的发生率并不高，不必常规行三造瘘。

（2）带蒂肠片修补术：裂口较大，不能直接缝合者，可游离一小段带蒂肠管，将其剖开修剪后覆盖于破裂缺损处。这样可以恢复肠道正常走行，更加符合生理。如裂口尚可对合修补，但有一定张力，担心缝合不够牢固，可以利用带蒂肠片，剖开剪除黏膜后以其浆膜面覆盖于修补处加固，也能有效防止十二指肠瘘的发生。

（3）十二指肠空肠 Roux-en-Y 吻合术：对于十二指肠缺损严重，不宜缝合修补时，可将该肠段切除，将近端与空肠行吻合术。优点是空肠血运好，移动度大，无张力，不出现十二指肠狭窄，可转流十二指肠肠液而有效减压。

（4）十二指肠憩室化手术：该法适用于十二指肠、胰腺严重损伤的患者。理论上使食糜改道，有利于十二指肠伤口的愈合和防止瘘的发生。手术效果满意，但操作复杂费时，应用受到限制。有的作者提出不切除胃窦，而切开胃窦大弯侧，将幽门行荷包式缝闭，同时行胃空肠吻合。起初使用肠线或其他可吸收缝线，但是发现无论何种缝线，幽门都会在 3 周以后再通，恢复食糜正常路径。缝线吸收前食物暂时不能进入十二指肠，肠线吸收后幽门功能重新恢复，故称暂时性十二指肠憩室化。

（5）胰十二指肠切除：该法手术创伤大，病死率在 40%。

（6）95% 十二指肠切除：对于十二指肠毁损明显，但是十二指肠乳头周围尚完整的患者，可以将空肠与胃做端端吻合，并将乳头移植至该段空肠。

（7）损伤控制：对于危重伤员，由于局部原因（严重损伤）或全身原因（严重休克，凝血功能障碍等）无法耐受长时间手术，应果断进行损伤控制，仅作简单的填塞止血，伤口甚至可不予缝合。积极改善一般状况，做好准备后再行确定性手术。

需要再次强调无论选用何种手术，有效的十二指肠减压，对伤口的愈合极为重要，还应常规留置腹腔引流，特别是吻合口附近和腹腔低位。维持水、电解质和酸碱平衡以及积极的营养支持，是保证患者顺利康复的重要手段。

十二指肠损伤最严重的并发症是十二指肠瘘，其主要原因是吻合口或修补处的裂开，平均发生率为 6.6%。其处理主要为充分引流、营养支持（首选肠内营养）、清除腹腔脓肿和抗感染药物治疗。其他常见的并发症包括腹腔内脓肿、胰腺炎、十二指肠狭窄和胆管瘘。

第五节 胃、十二指肠肿瘤

一、胃癌

(一)病因与发病机制

1.环境和饮食因素

某些环境因素,如火山岩地带、高泥碳土壤、水土含硝酸盐过多、微量元素比例失调或化学污染等可直接或间接经饮食途径参与胃癌的发生。

饮食因素是否影响胃癌的发生目前尚存争议。有部分学者认为,胃癌的发生与饮食习惯无关。但更多的学者认为烟熏食品、咸鱼肉、酱菜等易诱发胃癌,新鲜水果、蔬菜、富含抗氧化剂食品(如维生素 A、维生素 D)可减少胃癌发生。长期食用含硝酸盐较高的食物后,硝酸盐在胃内被细菌还原成亚硝酸盐,再与胺结合生成致癌物亚硝胺,可导致胃癌的发生率增加。高盐食品则被认为是胃癌发生的另一种危险因素。

2.幽门螺杆菌感染

幽门螺杆菌不仅是胃炎和消化性溃疡的病原菌,也被世界卫生组织纳入I型致癌物(即确定的人类致癌物质),是最常见的胃癌致病因素,为胃癌演变模式的启动因子,在胃癌发生过程中起重要作用。前瞻性研究提示幽门螺杆菌感染患者患胃癌的危险性增加 2~3 倍。国外有学者单独使用幽门螺杆菌感染蒙古沙土鼠成功诱发了胃癌,在动物实验中直接证实了幽门螺杆菌与胃癌的相关性。我国学者在山东等胃癌高发区进行的研究显示,幽门螺杆菌感染可增加胃癌发病率,根除幽门螺杆菌有利于减少胃癌发生,并可使胃体部黏膜萎缩进展延缓,而持续性幽门螺杆菌感染可使萎缩及肠化生进行性加重。

幽门螺杆菌感染可能通过以下几种途径导致胃癌发生。

(1)幽门螺杆菌感染损伤了胃黏膜及腺体,并进一步引起黏膜及腺体的萎缩而导致胃酸分泌减少,同时幽门螺杆菌的尿素酶分解胃腔内的尿素产生氨而中和胃酸,因此胃腔内 pH 升高。这种胃内环境的改变,有利于胃内其他细菌,尤其是厌氧菌的过度生长。这些细菌含有还原酶,将硝酸盐还原为亚硝酸盐,在高pH 环境下可以再生成为 N-亚硝基化合物。而 N-亚硝基化合物是公认的致癌物。此外,幽门螺杆菌感染所致的低酸分泌还可导致维生素 C 吸收障碍。有研究发现,幽门螺杆菌阳性患者胃液内维生素 C 的浓度显著降低,而幽门螺杆菌清除后则明显回升。维生素 C 是从血液向胃腔内主动转运的,有抗氧化剂的潜能,可以防止氧化剂对 DNA 的损害,从而有一定的抗癌作用,其吸收障碍可能促进肿瘤的发生。另有研究发现,幽门螺杆菌相关的低酸状态可能有部分原因是由基因决定的,因为低酸状态在胃癌患者的一级亲属中更常见。对照研究发现,近端胃癌(胃食管交界处)的酸分泌量正常。在西方国家,此型胃癌发病率上升,这可能是幽门螺杆菌感染下降的结果。

(2)幽门螺杆菌感染后,炎细胞浸润胃黏膜。其中大多数为产生抗体的淋巴细胞和浆细胞,其他如单核细胞和多形核白细胞。研究表明,幽门螺杆菌及其代谢产物均可刺激多形核白细胞、淋巴细胞释放自由基。因此,幽门螺杆菌感染时,炎症区自由基、超氧化物生成增加,可引起细胞过氧化损伤而诱发细胞癌变。同时,幽门螺杆菌感染可使胃液内维生素 C 浓度降低,减弱了抵抗 DNA 过氧化损伤的防御机制。另外,多形核白细胞可增加胃黏膜上皮细胞的突变率及增加已转化细胞的恶性程度和侵袭力。

(3)幽门螺杆菌感染可引起胃黏膜屏障破坏,增加其他损伤因子对胃黏膜的损伤作用。幽门螺杆菌感染和胆汁反流可能起协同作用,已受幽门螺杆菌损伤的上皮更易受胆汁反流的侵蚀,在再生过程中也更易被肠化生细胞所取代。

(4)幽门螺杆菌普遍具有空泡毒素 A,同时大部分菌株还具有细胞毒素相关基因 A,这两种强烈的细胞毒可导致胃粘黏膜上皮细胞空泡化、损伤、变构、增殖、肠化生,甚至癌变等。

(5)幽门螺杆菌感染导致上皮细胞周期调控失常、细胞增殖及凋亡失衡也是引起胃癌的一个重要机制。

3.遗传因素

癌症的遗传属于多基因遗传,个体易患性高低受遗传因素与环境因素的共同作用,其中遗传因素在疾病的发生中起到的作用大小称为遗传度。我国大连地区的流行病学调查表明,胃癌一级亲属的遗传度为 $37.5\%\pm6.0\%$,新疆石河子地区为 $44.2\%\pm6.6\%$,江苏金坛地区的研究结果为 $27.62\%\pm4.95\%$。说明不同地区遗传因素在胃癌的发生中所起的作用存在差异。

4.癌前状态

胃癌的癌前状态是指具有较强恶变倾向的临床或病理状态,如不加以干预则有恶变的可能。它包括癌前疾病和癌前病变。前者是指与胃癌相关的良性疾病,后者指具有癌变倾向的病理学改变。

（1）癌前疾病包括以下几种。①慢性萎缩性胃炎：与胃癌有相似的环境危险因素。目前认为慢性萎缩性胃炎及肠型化生分别代表着正常胃组织向胃癌转变的不同中间状态。②胃息肉：主要分为增生性息肉和腺瘤性息肉。前者多见，但癌变率较低，仅约 1％。后者不常见，但癌变率却达 15％～40％，特别是直径＞2 cm 的广基息肉，癌变率更高。③胃溃疡：既往教科书认为胃溃疡多从溃疡边缘发生黏膜萎缩、肠上皮化生及异形增生而导致恶变，而近年研究认为可能由平坦型病变发展而来，其机制有待进一步研究。④残胃炎：胃良性病变行手术后的残胃，因炎症、修复、再生及异型增生等过程易引起残胃癌。胃癌的发生率多于术后 10 年始显著升高。⑤恶性贫血：恶性贫血患者胃癌的发病率为正常人的 7～10 倍。

（2）癌前病变包括以下几种。①肠型化生：有小肠型和大肠型两种。小肠型因分化较好，具有小肠黏膜的特性，不易引起恶变。大肠型化生又称不完全肠化，与大肠黏膜结构相似。肠化的细胞因被吸收的致癌物质积聚在细胞内，易致细胞异型增生并最终导致癌变。②异型增生：异型增生是反复慢性炎症导致细胞黏膜的可逆性、病理性细胞增生反应。它被认为是正常胃黏膜细胞向胃癌转变的中间状态。

（二）病理

1.大体形态

全国胃癌协作组病理组制定的《胃癌病理检查及诊断规范》中规定，进展期胃癌的病理分型包括以下几型。①结节蕈伞型：肿物主要向腔内生长，呈结节状、息肉状，中央可有溃疡，但溃疡较浅，切面界限清楚。②盘状蕈伞型：肿瘤呈盘状，边缘高起外翻，中央有溃疡，切面界限清楚。③局部溃疡型：似慢性胃溃疡，但溃疡较深，边缘隆起，界限清楚。④浸润溃疡型：溃疡底盘大，浸润范围广泛，切面界限不清。⑤局部浸润型：即局部革囊胃，肿物向周围扩展呈浸润性生长，表面可有糜烂或浅表溃疡。⑥弥漫浸润型：即革囊胃，此型特点为癌组织累及大部胃或全胃，使胃壁僵硬，胃腔变小。⑦表面扩散型：肿瘤主要在黏膜或黏膜下层浸润，范围较大，有小区浸润肌层或肌层以外。⑧混合型：有上述几型中之两种或两种以上病变者。

进展期胃癌常用 Borrmann 分类，主要是根据肿瘤的外生性和内生性部分的相对比例划分类型。该分类与预后及组织学类型的联系较为密切，应用比较广泛。浸润至固有肌层以下的进展期胃癌分为以下 4 个类型。①Borrmann I型（结节蕈伞型）：肿瘤呈结节状、息肉状，表面可有溃疡，溃疡较浅，主要向胃腔内隆起生长，边界清楚。②Borrmann Ⅱ型(局部溃疡型):溃疡较深,边缘隆起,形成堤状,肿瘤较局限,周围浸润不明显,边界较清楚,此型常见。③Borrmann Ⅲ型(溃疡浸润型):隆起而有结节状的边缘向周围及深部浸润明显,边界不清楚,此型最常见。④Borrmann Ⅳ型(弥漫浸润型):癌组织发生于黏膜表层之下,在胃壁内向四周弥漫浸润扩散,同时伴有纤维组织增生,浸润部胃壁增厚变硬,皱襞消失,黏膜变平,有时伴浅溃疡,此型少见。病变如累及胃窦,可造成狭窄;如累及全胃,可使整个胃壁增厚、变硬,称为革囊胃。

有少数病例(1%左右)形态特殊,不能归入上述任何一型,如由黏膜下层异位腺体所发生的肿瘤,可表现为主要向外生长。

多发性胃癌系指同一胃内有两个以上癌灶,它们之间在肉眼和组织学上均无联系,间隔以正常黏膜。多发性胃癌在胃癌中约占 3%,发生于隆起型者比溃疡型多见。

2.组织学类型

(1)腺癌:乳头状腺癌;管状腺癌;黏液腺癌;印戒细胞癌。

(2)其他组织学类型:腺鳞癌、鳞癌、肝样腺癌、壁细胞样腺癌、绒毛膜上皮癌和极少见的未分化癌。

3.扩散和转移

(1)直接浸润蔓延:胃的远端癌可侵及十二指肠,其蔓延方式主要是在浆膜下浸润的癌细胞越过幽门环或黏膜下的癌细胞通过淋巴管蔓延,很少是沿黏膜直接连续性蔓延。近端癌则不同,可直接扩展侵犯食管下端。直接蔓延也可波及网膜、横结肠及胰腺、肝脏等。

(2)淋巴转移:癌细胞经常侵犯胃的黏膜和黏膜下淋巴丛,由此转移至胃周淋巴结、主动脉旁淋巴结及腹腔动脉旁淋巴结。癌细胞还可弥散于肠淋巴丛,多在十二指肠上部,但有的可达回肠远端乃至大肠。有些病例,癌细胞通过胸导管转移至右锁骨上淋巴结,有时成为临床上首先出现的症状和体征。通过淋巴广泛扩散转移者,多为弥漫型胃癌。淋巴结转移规律,一般是由近及远,但有的病例表现为所谓"跳跃式"转移,"跳跃式"转移的原因与胃癌时淋巴流发生改变有关,由于肿瘤生长和播散可导致某些淋巴管的瘤性阻塞,而另一些淋巴管则重新形成,以代偿胃部淋巴液流出量之不足,因此癌细胞不仅可沿局部淋巴播散,而且也可沿着不断开放的淋巴管播散,形成远处淋巴结转移。此时多是疾病的晚期。腹膜种植最易发生于上腹部,肠系膜之上,位于后壁的肿瘤可种植于小网膜囊。膀胱直肠窝的种植是胃癌的晚期征象。

胃癌易发生卵巢转移,即所谓库肯勃瘤(Krukenberg 瘤),关于转移途径尚不完全清楚。一般认为多数是由腹腔种植转移,由于肠系膜根部解剖学从左上向右下倾斜,癌细胞易向盆腔右侧汇集。因此卵巢转移癌以右侧多见,或右侧先于左侧。胃癌细胞也可通过淋巴逆流或血行转移至卵巢。有时卵巢转移癌也可作为首发征候,因此临床上在诊断卵巢肿瘤时应考虑到胃癌更为多样,易发生腹膜、肺及卵巢转移。而肠型胃癌较弥漫型胃癌更易发生肝转移,尤其是癌细胞丰富间质较少的所谓"髓样癌"。

(三)分期

评估胃癌各种治疗的临床效果必须以胃癌的病理分期为临床基础。目前为止胃癌的分期仍未完全一致,较常使用的是美国胃癌分期系统、日本胃癌分期系统和国际抗癌联合会胃癌分期三种。中华人民共和国卫生部(现国家卫生和健康委员会)发布的自 2010 年 11 月 1 日开始实施的《胃癌诊断标准》中指出胃癌的病理分期诊断标准应参照美国癌症联合委员会颁布的国际 TNM 分期标准(最新版)。TNM 分期标准中,原发肿瘤状况(T)依据肿瘤浸润深度划分,淋巴结转移状况(N)按照转移淋巴结的数目划分,远处转移状况(M)以是否有远处脏器转移而定。

胃癌 TNM 分期标准。

1.原发肿瘤(T)

T_x:原发肿瘤无法评价。

T_0:切除标本中未发现肿瘤。

T_{is}:原位癌:肿瘤位于上皮内,未侵犯黏膜固有层。

T_1:肿瘤侵犯黏膜固有层或黏膜下层。

T_{2a}:肿瘤侵犯肌层。

T_{2b}:肿瘤侵犯浆膜下层,未穿透脏层腹膜。

T_3:肿瘤侵犯穿透浆膜(脏层腹膜),未侵及周围结构。

T_4:肿瘤侵犯邻近组织结构。

2.区域淋巴结(N)

N_x:区域淋巴结无法评价。

N_0:区域淋巴结无转移。

N_1:区域淋巴结转移数量为 1~6 枚。

N_2:区域淋巴结转移数量为 7~15 枚。

N_3:区域淋巴结转移数量>15 枚。

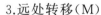

3.远处转移（M）

M_x：无法评价是否有远处转移。

M_0：无远处转移。

M_1：存在远处转移。

4.临床分期

0 期：$TisN_0M_0$。

ⅠA 期：T_1N_0M。

ⅠB 期：$T_1N_1M_0$、$T_2N_0M_0$。

Ⅱ 期：$T_1N_2M_0$、$T_2N_1M_0$、$T_3N_0M_0$。

ⅢA 期：$T_2N_2M_0$、$T_3N_1M_0$、$T_4N_0M_0$。

ⅢB 期：$T_3N_2M_0$。

Ⅳ 期：$T_4N_1\sim_3M_0$，$T1\sim_3N_3M_0$，任何 T 任何 NM_1。

（四）临床表现

1.临床症状

早期胃癌常无临床症状或仅表现为非特异性消化道症状。当出现典型症状时往往已是晚期。

在疾病的进展期，部分患者出现消化不良、烧心、腹痛、食欲下降、上腹部不适感等非特异性消化道症状。腹痛是胃癌最早出现的临床症状，约 1/4 患者可出现不同程度的腹痛。少部分患者可出现节律性溃疡样疼痛，但多数不能通过进食或制酸剂缓解。随着疾病进展可出现乏力、呕吐、早饱感、体重减轻、呕血、黑便、吞咽困难等表现，部分患者可伴有便秘或腹泻。早饱感及呕吐是胃壁受侵袭、胃动力障碍的表现，在革囊胃及幽门梗阻时表现尤为明显。当吞咽困难出现时常提示胃癌位于贲门、胃底部或累及食管下端。呕吐隔夜宿食常提示并发幽门梗阻。贫血是晚期胃癌常见的全身表现，溃疡性胃癌因伴发出血、贫血表现更为严重。转移至肝脏的患者可出现腹痛、发热、黄疸等症状；转移至肺部可出现咳嗽、咯血、呃逆、反复发热，累及胸膜可伴有胸腔积液、呼吸困难；出现背部放射痛常提示伴有胰腺转移。

部分胃癌患者可出现副癌综合征。副癌综合征是由肿瘤细胞或机体的免疫系统分泌的激素或细胞因子引起全身的临床表现。胃癌的副癌综合征包括反复发作的表浅性血栓静脉炎（Trousseau 征）、黑棘皮病、皮肌炎、膜性肾病、累及感觉和运动通路的神经肌肉病变及类白血病表现等。

2.体征

早期胃癌常无明显体征。进展期可出现上腹部肿块、压痛;伴肝脏转移者可出现黄疸、肝大、腹水;门静脉及肝静脉受累可伴脾肿大;锁骨上淋巴结转移出现Virchow淋巴结;伴腹水时可出现移动性浊音阳性。

3.侵袭与转移

胃癌有以下4种扩散方式。

(1)直接蔓延侵袭至相邻器官:胃癌向黏膜下层浸润直到浆膜外,然后沿组织间隙向周围组织直接蔓延。直接蔓延的部位与胃癌发生的位置有关。如胃底贲门癌常累及食管、肝及大网膜,胃体癌常侵犯大网膜、肝及胰腺。

(2)淋巴结转移:约80%胃癌患者存在淋巴结转移。癌细胞先转移到胃周淋巴结,并由胸导管转移到锁骨上淋巴结,转移到该处时称为Virchow淋巴结。

(3)血行播散:最常转移到肝脏,其次是肺、腹膜及肾上腺,也可转移到肾、脑、骨髓等。

(4)种植转移:自行脱落的癌细胞可像种子一样种在胸腔、腹腔、手术切口处等处。

(五)并发症

1.出血

最常见的并发症,少数患者可因消化道大出血导致失血性休克,即使行根治性手术后患者仍反复出现呕血或黑便。

2.高恶性转变

胃低度恶性淋巴瘤易发生恶变,向高恶性弥漫性大B细胞淋巴瘤转化,高恶变转化可随肿瘤发展发生,也可发生于对抗生素产生耐药时。

3.梗阻

肿瘤的逐渐发展,范围扩大,累及胃体、胃窦、十二指肠降段,导致幽门及十二指肠狭窄,出现消化道梗阻症状。

4.穿孔

极其少见的并发症,通常由溃疡演变为穿孔,由于该病恶性程度低,一般进展缓慢。

(六)辅助检查

1.实验室检查

约半数的胃癌患者血液学检查呈缺铁性贫血或混合性贫血。如有恶性贫血,可见巨幼细胞性贫血。粪便潜血实验常呈持续阳性。

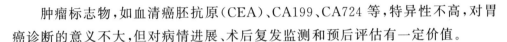

肿瘤标志物,如血清癌胚抗原(CEA)、CA199、CA724 等,特异性不高,对胃癌诊断的意义不大,但对病情进展、术后复发监测和预后评估有一定价值。

2.内镜检查

内镜检查结合黏膜活检,是目前最可靠的诊断手段。

(1)早期胃癌:大部分早期胃癌病变仅表现为轻度隆起、退色、红斑、血管网消失、扁平的颗粒状或浅的黏膜凹陷,常规胃镜容易漏诊

早期胃癌各型特征如下。

Ⅰ型(隆起型):胃黏膜呈息肉状隆起,广基或有蒂,表面粗糙不平,边缘不清,可有糜烂出血。

Ⅱ型(表浅型):癌灶表浅,可略隆起或凹陷,表面粗糙,有以下 3 种亚型。①Ⅱa(表浅隆起型):病变稍突出于黏膜面,高度多不超过 0.5 cm,面积较小,表面较平整。②Ⅱb(表浅平坦型):病变无隆起或凹陷,最难发现,仅见黏膜粗糙不平、色泽不一或欠光滑,界限不清。③Ⅱc(表浅凹陷型):最多见,黏膜呈表浅凹陷糜烂,基底不平整,可见聚合黏膜皱襞的中断或融合。

Ⅲ型(溃疡型):黏膜凹陷比Ⅱc深,常伴溃烂,周围可有癌浸润,但不超过黏膜下层,周围聚合皱襞中断、融合或变形呈杵状。溃疡可与良性溃疡相似。

Ⅰ型和Ⅱa型又称息肉型,Ⅱc和Ⅲ型又统称溃疡型。混合型即指以上两种形态共存于一个癌灶中者。

(2)进展期胃癌:临床上较早期胃癌多见,大多肉眼可以拟诊,病变部位凹凸不平呈菜花样隆起或有不规则、边缘隆起的深大溃疡,覆污秽苔,组织质脆易出血,黏膜僵硬,蠕动消失

3.X 线钡餐检查

X 线钡餐检查仍是胃癌的主要诊断方法之一。其优点是通过对胃的形态、黏膜变化、蠕动情况及排空时间的观察确立诊断,痛苦较小。其不足是不能取活检做组织学检查,且不如胃镜直观,对早期胃癌诊断较为困难。

(1)早期胃癌:常需应用气钡双重对比造影法、压迫法和低张造影技术并采用高密度钡粉,方能更清楚地显示黏膜结构,发现微小病变。影像结果如下。①隆起型(Ⅰ型,Ⅱa 型):可见小的息肉样充盈缺损,边界较清楚,表面粗糙不平或在充盈缺损的表面有类似溃疡的凹陷区。②平坦型(Ⅱb 型):可见边缘不整、表面粗糙、凹凸不平的斑点。③凹陷型(Ⅱc 型,Ⅲ型):可见形状不规则的龛影,集中的黏膜有中断、变形或融合现象。

(2)进展期胃癌:X 线钡餐检查对进展期胃癌的诊断率较高。常见以下 3 种

影像。①肿块型:表现为突向胃腔的不规则充盈缺损。②溃疡型:表现为位于胃轮廓内的龛影,直径多>2.5 cm,边缘不整齐,有时呈半月形,周围黏膜常有中断现象,蠕动波中断或消失。③浸润型:表现为胃壁僵硬、蠕动消失、胃腔缩窄、胃壁不光滑、黏膜皱襞消失、钡剂排空快,弥漫性浸润时呈革袋状。

4.其他

多普勒超声、螺旋 CT 扫描及 MRI 是胃癌术前常用的诊断方法,可于手术前对胃癌病变的侵犯范围、大小及程度进行较准确的估计,避免不必要的剖腹探查,对提高手术切除率,制定胃癌治疗方案有着十分重要的指导作用。此外,近年来开展的超声双重造影检查对胃癌术前分期的判断亦有一定的临床应用价值。对常规影像学检查无法明确的转移性病灶,可酌情使用 PET-CT,但不推荐作为常规检查手段。

(七)诊断

胃癌的诊断无法单纯依靠病史、症状和体征等临床资料得以确立。临床上常规应用上消化道钡餐造影和胃镜检查等方法确立胃癌的临床诊断,应以后者作为首选方法,确诊依据是组织病理学检查。对下列情况应及早和定期胃镜检查:①40 岁以上,特别是男性,近期出现消化不良、呕血或黑便者;②慢性萎缩性胃炎伴胃酸缺乏,有肠化或不典型增生者;③良性溃疡但胃酸缺乏者;④胃溃疡经正规治疗 2 个月无效,X 线钡餐提示溃疡增大者;⑤X 线发现>2 cm 的胃息肉者,应进一步做胃镜检查;⑥胃切除术后 10 年以上者。

中华人民共和国卫生部(现国家卫生和健康委员会)颁发的《胃癌诊疗规范》(2011 年版)中指出,组织病理学诊断是胃癌的确诊和治疗依据,并提出了病理诊断标准。

(1)低级别上皮内肿瘤:黏膜内腺体结构及细胞学形态呈轻度异型性,与周围正常腺体比较,腺体排列密集,腺管细胞出现假复层,无或有极少黏液,细胞核染色浓重,出现核分裂象。

(2)高级别上皮内肿瘤:黏膜内腺体结构及细胞学形态呈重度异型性(腺上皮原位癌),与周围正常腺体比较,腺管密集,腺管细胞排列和极向显著紊乱,在低级别上皮内肿瘤的基础上进一步出现共壁甚至筛状结构,缺乏黏液分泌,核分裂象活跃,可见灶状坏死,但无间质浸润。

(3)黏膜内癌:即黏膜内浸润癌,不规则的腺上皮细胞团巢或孤立的腺上皮细胞浸润黏膜固有层间质,局限于黏膜肌层以内。

(4)黏膜下癌:即黏膜内浸润癌继续向深层浸润,浸透黏膜肌层达到黏膜下

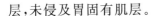

层,未侵及胃固有肌层。

(5)早期胃癌($T_1N_{0/1}M_0$):包括黏膜内浸润癌和黏膜下浸润癌,无论有无区域淋巴结转移证据。

(八)鉴别诊断

胃癌需与某些胃良性疾病如胃溃疡、胃息肉、胃平滑肌瘤、慢性胃炎等及其他胃恶性肿瘤如胃恶性淋巴瘤、胃肉瘤等相鉴别。对于中晚期出现其他脏器转移者,则需要与该器官原发肿瘤鉴别。

1.与胃部良性疾病的鉴别

(1)胃溃疡:胃癌无特征性的症状和体征,特别是青年人胃癌常被误诊为胃溃疡或慢性胃炎。胃溃疡的某些典型X线表现可作为诊断依据,如龛影一般突出于腔外,直径在2 cm以内,其口部光滑整齐,周围黏膜呈辐射状,胃壁柔软可扩张等;而进展期溃疡型癌的龛影较大,且位于腔内,常伴有指压痕及裂隙破坏,局部胃壁僵硬,胃腔扩张性差等。但某些胼胝性溃疡易与溃疡型癌相混淆,这需要进一步做胃镜活检予以鉴别。

(2)胃息肉(胃腺瘤或腺瘤性息肉):来源于胃黏膜上皮的良性肿瘤可发生于任何年龄,但以60~70岁多见。较小的腺瘤可无任何症状,较大者可引起上腹部饱胀不适、隐痛或恶心。腺瘤表面黏膜若出现糜烂或溃疡出血而引起黑便,临床表现可酷似胃癌。X线钡餐检查常显示边界完整的圆形充盈缺损,带蒂腺瘤推压时可移动部位。胃腺瘤常与隆起型早期胃癌相混淆,宜胃镜活检予以确诊。

(3)胃平滑肌瘤:可发生于任何年龄,多见于50岁以下。其瘤体多单发,多不超过4 cm,好发于胃窦及胃体部,呈圆形或椭圆形。患者常有上腹饱胀不适、隐痛或胀痛,当肿瘤增大供血不足而形成溃疡时亦可出现间歇性呕血或黑便,约有2%可恶变成平滑肌肉瘤。胃镜检查可与胃癌相区别,但难以鉴别平滑肌瘤与平滑肌肉瘤。

(4)胃巨大皱襞症:与浸润型胃癌相似,好发于胃上部大小弯处。良性巨大皱襞X线检查可见胃黏膜呈环状或弯曲改变,而浸润型胃癌黏膜多为直线形增粗。另外,巨大皱襞症常伴有低蛋白血症,而浸润型胃癌可见恶病质。

(5)肥厚性胃窦炎:多由幽门螺杆菌感染引起,可引起胃窦狭窄,蠕动消失,胃壁有伸展性;浸润型胃癌黏膜平坦或呈颗粒变形,胃壁僵硬。在低张造影下,两者区别较大。

(6)疣状胃炎:多发于青年,常合并十二指肠溃疡,与胃癌较好鉴别。

(7)胃黏膜脱垂:胃黏膜脱垂症是由于异常松弛的胃黏膜逆行进入食管或脱

入十二指肠球部导致胃黏膜脱垂。通过 X 线钡餐检查可确诊,腹痛呈周期性、节律性,经胃镜检查较易区别。

2.与其他胃部恶性肿瘤相鉴别

(1)原发性恶性淋巴瘤:占胃部恶性肿瘤的 0.5%～8.0%。多见于青壮年,好发于胃窦、幽门前区及胃小弯。病变源于黏膜下层的淋巴组织可向周围扩展而累及胃壁全层,病灶部浆膜或黏膜常完整。当病灶浸润黏膜 40%～80% 时,发生大小不等、深浅不一的溃疡。临床表现有上腹部饱胀、疼痛、恶心、呕吐、黑便、胃纳减退、消瘦、乏力、贫血等非特异性症状,乙醇常可诱发胃淋巴瘤患者腹痛的发生,少许患者伴有全身皮肤瘙痒症。X 线钡餐检查病灶的表现率可达 93%～100%,但能确诊者仅 10% 左右。具特征性的改变为弥漫性胃黏膜皱襞不规则增厚,有不规则地图形多发性溃疡,溃疡边缘黏膜隆起增厚形成大皱襞;单发或多发的圆形充盈缺损,呈"鹅卵石样"改变。

(2)胃肉瘤:占胃恶性肿瘤的 0.25%～3.00%,多见于老年,好发于胃底、胃体。瘤体一般较大,常在 10 cm 以上,呈球形或半球形,由于瘤体巨大,其中央部常因血供不足而形成溃疡。临床表现主要为上腹部疼痛、不适、恶心、呕吐、食欲减退、消瘦、发热、上消化道出血,由于多数患者的瘤体巨大而在腹部可扪及肿物,局部有压痛。X 线钡餐检查可见黏膜下型胃平滑肌肉瘤,于胃腔内可见边缘整齐的球形充盈缺损,其中央常有典型的"脐样"龛影,浆膜下型者则仅见胃壁受压及推移征象;胃底平滑肌肉瘤在胃泡内空气的对比下,可见半弧形状组织块影。胃镜检查时黏膜下型平滑肌肉瘤的表面黏膜呈半透明状,其周围黏膜可呈"桥形"皱襞;肿瘤向胃壁浸润时,其边界不清,可见溃疡及粗大的黏膜皱襞,胃壁僵硬,一般与胃癌不难鉴别。

此外,胃癌尚需与胃类癌、胃底静脉瘤、假性淋巴瘤、异物肉芽肿等病变相鉴别。当上腹部扪及肿块时尚须与横结肠或胰腺肿块相鉴别,有肝转移者与原发性肝癌者相鉴别。鉴别诊断主要通过 X 线钡餐造影、胃镜和活组织病理检查。

(九)治疗

胃癌的治疗需综合考虑肿瘤的大小、位置、肿块的侵袭范围、疾病分期及全身状况等因素,应采取综合治疗的原则,提倡个体化治疗,以达到根治或最大幅度地控制肿瘤、延长患者生存期、改善患者生活质量的目的。

1.治疗原则

应当采取综合治疗的原则,即根据肿瘤病理学类型及临床分期,结合患者一般状况和器官功能状态,采取多学科综合治疗模式,有计划、合理地应用手术、化疗、放疗和生物靶向等治疗手段。

(1)早期胃癌且无淋巴结转移证据,可根据肿瘤侵犯深度,考虑内镜下治疗或手术治疗,术后无须辅助放疗或化疗。

(2)局部进展期胃癌或伴有淋巴结转移的早期胃癌,应当采取以手术为主的综合治疗。根据肿瘤侵犯深度及是否伴有淋巴结转移,可考虑直接行根治性手术或术前先行新辅助化疗,再考虑根治性手术。成功实施根治性手术的局部进展期胃癌,需根据术后病理分期决定辅助治疗方案(辅助化疗,必要时考虑辅助化放疗)。

(3)复发/转移性胃癌应当采取以药物治疗为主的综合治疗手段,在恰当的时机给予姑息性手术、放射治疗、介入治疗、射频治疗等局部治疗,同时也应当积极给予止痛、支架置入、营养支持等最佳支持治疗。

2.手术治疗

外科手术切除加区域淋巴结清扫是唯一能根治进展期胃癌的方法,只要患者全身状况许可,无远处转移时均应争取手术治疗,并根据肿瘤是否转移、患者全身状况选择手术方式。无论选择根治性或姑息性手术,均应尽量切除肿瘤组织、解除肿瘤造成的梗阻或压迫症状。

根治性手术应当完整切除原发病灶,彻底清扫区域淋巴结。对呈局限性生长的胃癌,切缘距病灶应当至少 3 cm;对呈浸润性生长的胃癌,切缘距病灶应当超过 5 cm。邻近食管及十二指肠的胃癌,应当尽量完整切除病灶,必要时行术中冷冻病理检查,以保证切缘无癌残留。有时为了清除贲门旁、脾门、脾动脉周围淋巴结,或累及邻近脏器时需行扩大根治术。

(1)标准 D_2 根治术:胃癌手术分为标准手术和非标准手术。以根治性切除为目的的手术为标准手术,要求切除 2/3 以上的胃并行 D_2 淋巴结清扫,即 D_2 根治术。

(2)胃癌缩小手术:是指胃切除及淋巴结清扫范围不能满足标准手术要求的术式。最大风险在于术前对肿瘤浸润程度或转移范围判断不足,使手术范围未能超过浸润或转移的范围,导致癌组织残留。所以,应严格遵循其适应证,在不具备准确术前分期的情况下,仍应以手术彻底清除癌组织为首要目的。主要有 D_1 及 D_1 加第 8a、9 组淋巴结清扫术、保留幽门胃切除术、近端胃切除术等术式。

(3)腹腔镜手术:腹腔镜胃癌根治术开展早期,主要应用于早期胃癌患者,随着腹腔镜胃癌 D_2 根治术在技术上的不断成熟,腹腔镜技术在进展期胃癌中的应用已逐步得到了认可。虽然目前日本经验丰富的腹腔镜外科医师仍将腹腔镜胃癌根治术的手术适应证局限于肿瘤浸润深度在 T_2 以内的患者,但近几年来,国内外越来越多的临床病例报道结果显示,肿瘤浸润深度超过 T_2 的进展期胃癌患者采用腹腔镜行胃癌 D_2 根治术,术后疼痛轻,恢复快,住院时间短,并发症发生率低,而且不增加手术并发症发生率及死亡率。相对于开腹胃癌手术,术后微创优点明显,在肿瘤完整切除、肿瘤周围足够正常组织的切除范围及淋巴结清扫数量上与开腹手术无显著差异,能达到胃癌的根治性切除,近远期疗效满意。因此,对于有良好开腹胃癌根治术基础以及熟练的腹腔镜胃癌根治术操作技术的外科医师来说,腹腔镜胃癌手术不管是应用于早期胃癌,还是进展期胃癌,术后远期疗效都是满意的。但由于腹腔镜胃癌根治术手术操作复杂,学习曲线长,目前在国内外还限于一些大型医院开展,要成为胃癌治疗的标准术式还需继续努力。

选择腹腔镜手术,需严格把握手术适应证和禁忌证、选择正确的手术入路、进行精准彻底的淋巴结清扫并做到整块切除、完成安全有效的消化道重建并注重围术期的处理。

(4)机器人手术:机器人手术系统是在腹腔镜手术基础上发展起来的新型手术系统,包括图像处理系统、操作平台和机器人的机械臂系统三部分。与普通腹腔镜手术一样,机器人辅助胃癌切除术本质上属于微创胃癌手术。手术医师通过图像处理系统观察术野,通过操作平台来控制手术机械臂,从而完成手术。相对于腹腔镜手术,机器人手术具有立体成像、操作灵活和可远程控制等优点。但由于手术设备昂贵,该技术进展缓慢。

3.内镜下治疗

近年来随着内镜技术的推广,早期胃癌诊断率显著提高。对于早期胃癌患者,可选择内镜下治疗。目前常用的内镜治疗方法有内镜下黏膜切除术、内镜黏膜下剥离术、激光治疗、光动力治疗、微波凝固治疗等,最常采用 ESD。值得注意的是早期胃癌仍存在淋巴结转移的可能,对这部分患者需追加手术治疗。

近年来,早期胃癌 ESD 治疗效果已逐渐与外科剖腹手术相近,并使大部分患者免除了传统手术治疗的风险及术后生活质量的严重影响,因此在早期胃癌治疗中的地位越来越重要。ESD 是继 EMR 后发展起来的又一项内镜治疗新技术。与 EMR 相比,ESD 可以将较大面积、形态不规则或合并溃疡、瘢痕的肿瘤一次性完整地剥离下来,切除率达到 95% 以上,显著减少了肿瘤的残留和复发。《胃癌治疗指南》(第 3 版)规定,EMR 和 ESD 的适用原则为淋巴结转移可能性非常低并可被完全切除的肿瘤。明确指出 EMR 和 ESD 的绝对适应证:2 cm 以下肉眼可见的黏膜内癌;组织类型为分化型;不论何种大体类型,都无溃疡病灶。但随着技术的进步,ESD可以完成更大病变的整块切除并保持足够的阴性切缘,于是就有了扩大ESD治疗早期胃癌适应证的要求。在多项研究的基础上,日本学者提出并巩固了ESD治疗早期胃癌的扩大标准:①分化型黏膜内癌如果表面未形成溃疡,则病变大小不受限制。②分化型黏膜内癌如果表面已经形成溃疡,则病变直径≤30 mm。③分化型sm1癌,病变直径≤30 mm。④未分化型黏膜内癌,表面未形成溃疡,且病变直径≤20 mm

ESD治疗前应严格进行术前评估。术前应综合应用超声内镜、放大内镜、色素内镜及其他各种新型内镜检查技术充分了解病灶的大小、形态,确定病灶的浸润深度,评估病变是否符合ESD治疗适应证方可进行ESD治疗。ESD的具体操作步骤:①确定病灶边缘。②于病灶边缘0.5~1.0 cm处进行电凝标记。③黏膜下注射使病灶充分抬举。若病变侵犯到黏膜下层,则抬举征阴性,此时应停止ESD改为开腹手术治疗。④沿标记点外缘切开胃黏膜。⑤于病灶下方对黏膜下层进行剥离,应一次性完整剥除病变。⑥剥除病灶后对创面出血点及可见的血管充分电凝止血,必要时应用金属夹缝合创面。⑦固定标本送病理检查。

对有丰富的消化内镜和外科经验的操作医师而言,内镜黏膜下剥离术是一种安全的技术,其并发症主要包括出血和穿孔。

4.化学治疗

化学治疗分为姑息化疗、辅助化疗和新辅助化疗。姑息化疗的目的为缓解肿瘤导致的临床症状,改善生活质量及延长生存期。适用于全身状况良好、主要脏器功能基本正常的无法切除、复发或姑息性切除术后的患者。常用的化疗药物包括5-氟尿嘧啶(5-FU)、卡培他滨、替吉奥、顺铂、多柔比星、多西他赛(多西紫杉醇)、紫杉醇、奥沙利铂、伊立替康等。化疗方案包括两药联合或三药联合方案,对体力状态差、高龄患者,可考虑采用口服氟尿嘧啶类药物或紫杉类药物的单药化疗。对无远处转移的局部进展期胃癌推荐术前新辅助化疗,应当采用两药或三药联合的化疗方案,不宜单药应用,时限一般不超过3个月。应当及时评估疗效,并注意判断不良反应,避免增加手术并发症。术后辅助化疗一般在术后3~4周开始,联合化疗推荐氟尿嘧啶类药物联合铂类的两药联合方案,在6个月内完成,单药化疗则不宜超过1年。

5.放射治疗

放射治疗效果欠佳,仅未分化癌、低分化癌、管状腺癌、乳头状腺癌对放疗有一定敏感性。常与手术治疗及化疗联合运用。

6.对症支持治疗

对症支持治疗包括纠正贫血、改善营养状况、缓解症状、解除梗阻、镇痛、心理治疗、中医中药治疗等。

7.其他治疗

肿瘤疫苗、过继性免疫治疗、细胞因子治疗、靶向治疗及基因治疗,近年来研究渐多,具有一定的临床效果。

二、胃淋巴瘤

(一)病因与病理

病理学上,原发性胃淋巴瘤约有95%为非 Hodgkin 型 B 细胞淋巴瘤,很少为 Hodgkin 型 T 细胞淋巴瘤。

MALT 淋巴瘤又被分为两大类:①低度恶性 B 细胞淋巴瘤;②高度恶性 B 细胞淋巴瘤或不伴有低度恶性成分。原发性胃淋巴瘤多数属于 MALT 淋巴瘤,其中50%~70%属于低度恶性 B 细胞淋巴瘤。其病理特征为肿瘤细胞浸润黏膜层,呈淋巴上皮样病变,镜下可见中心细胞样细胞,黏膜表层见大量单克隆性浆细胞聚集。

近年来的研究发现,幽门螺杆菌感染是胃 MALT 淋巴瘤的重要病因学因素,可能先引起胃的慢性炎症,其后在长期幽门螺杆菌刺激下,并有其他免疫机制的参与而最终发生恶变。

按 Ann Arbor 临床病理分期原发性胃淋巴瘤可分为 I_E 期,病变局限于胃(包括穿透至邻近组织),但无淋巴结转移;II_E 期,有淋巴结转移(II_{1E} 期,邻近淋巴结转移;II_{2E} 期,膈下的非邻近淋巴结转移);III_E 期,膈肌双侧(上、下)淋巴结均有转移;IV 期,有全身广泛播散。

(二)临床表现

原发性胃淋巴瘤早期无明显症状,晚期表现与胃癌相似,可有腹痛、消瘦、厌食、恶心、呕吐、贫血等症状,但出现症状时间较晚,患者的一般状况较好。腹部体检可扪及上腹部包块或肝大、脾大,若有体表淋巴结受累也可扪及。

(三)诊断与鉴别诊断

X 线钡餐检查可发现胃黏膜皱襞增粗,多发性息肉样肿块、弥漫浸润性隆起或者溃疡样病变等,但有时单凭肉眼难以与胃癌相鉴别。Fleming 提出,病变范围>15 cm 者基本上为淋巴瘤,而<5 cm 者大多为胃癌。低度恶性 B 细胞淋巴瘤患者的胃镜下表现以浅表多发性糜烂或溃疡为主,而高度恶性 B 细胞淋巴瘤

患者的胃镜下表现则可见胃黏膜呈结节样或巨块样改变,也可伴有溃疡。胃镜直视下深活检和多处活检有助于明确诊断。超声胃镜可辅助分期,若发现胃壁增厚>20 mm 者提示有淋巴瘤的可能。此外,CT 对估计病变范围、有无淋巴结和其他脏器转移等很有帮助。

原发性胃淋巴瘤需与胃癌相鉴别,病理学检查可确诊。此外,全身淋巴结检查、血象和骨髓检查等有助于排除胃继发性淋巴瘤。

(四)治疗和预后

I_E 期及 II_E 期患者首选手术治疗,术后可予化疗或者联合放疗。III_E 期、IV 期以及由于手术治疗难以根除的患者,可予化疗和联合放疗。化疗常采用 CHOP 方案。放疗有助于减少和延缓复发。

三、胃间质瘤

胃间质瘤是起源于间质的梭形细胞肿瘤,旧称胃平滑肌瘤或平滑肌肉瘤。1990 年后统一采用胃肠间质瘤这一名称,泛指起源于基质、无特定细胞系来源、可有不同分化的胃肠肿瘤。

胃间质瘤占胃恶性肿瘤的 1%～2%,发病的高峰年龄稍低于胃癌,男性罹患率高于女性。

(一)病因与病理

胃间质瘤好发于胃底部,也可见于胃窦部。按照其生长方式可分为 3 种:①腔内型,向黏膜面生长;②腔外型,向浆膜面生长;③哑铃型,同时朝黏膜面和浆膜面双向生长。其中以腔内型最为常见,约占 50%。胃间质瘤生长速度缓慢,瘤体较小时可无症状,当瘤体直径>10 cm,胃腔可因受压而变形。

胃间质瘤可存在组织学分化上差异,因此良恶性界限不明。一般认为,以下 4 点提示为恶性:①肿瘤直径<4 cm 多为良性,>6 cm 多为恶性,>10 cm 肯定为恶性;②病理发现有组织坏死、细胞分化不良、核非典型性表现等;③有丝分裂指数≥10/10 高倍视野;④有远处转移。

(二)临床表现

仅约 10%胃肠间质瘤患者有症状,其中又有半数肿瘤在胃部,少数表现为 Carney 综合征(胃间质瘤、功能性肾上腺外副神经节瘤和肺软骨瘤)。

一般情况下,胃间质瘤直径<2 cm 时患者无自觉症状,随着瘤体缓慢生长可出现溃疡、间歇性出血、贫血等。当肿瘤生长到一定大小时,由于胃腔受压可感到饱胀、疼痛,或可在腹部扪及肿块。部分患者到肿瘤终末期才出现厌食、消

瘦、远处转移等表现,有的病程可长达 20 余年。临床判断为良性胃平滑肌瘤的患者中半数多年后可能死于恶变。

(三)诊断

X 线检查和/或胃镜检查可发现黏膜下的球形或半球形隆起性病灶,有时中央可伴发溃疡或出血。由于部分病灶呈外向型生长,因此镜下判断病灶大小并不可靠。病理活检有助于良、恶性的鉴别,但活检取材时应注意采取多点活检和深活检。超声内镜可判断浸润深度和估计病灶的真实大小,并有助于良恶性鉴别。CT 可帮助检查有无其他部位的转移。但有时即便是手术切除的大体标本也难以确定病变的良恶性。

(四)治疗

首选手术治疗,具体手术方式可根据病灶大小、生长方式的不同选择局部楔形切除、胃次全切除或全胃切除。对于部分病灶直径较小的腔内生长型胃间质瘤,可以考虑内镜下切除。但此病的术后复发率较高,在低有丝分裂指数者的 5 年复发率可达 25%,而高有丝分裂指数者的 5 年复发率更可高达 90%。有人认为术后联合放疗和化疗可降低复发率。

五、转移性胃肿瘤

转移性胃癌较为少见,最常见的 3 种原发癌依次为乳腺癌、支气管肺癌和黑素瘤,其中胃转移性乳腺癌的发生率为 6%～15%。其他偶见来源于睾丸、卵巢、甲状腺、腮腺以及胰腺等部位的转移性胃癌。

患者在原发癌临床表现的基础上出现上腹痛、黑便、贫血等症状时,要考虑是否有胃内转移的可能。偶有患者以转移性胃癌为首发症状。

胃内转移灶的形态多种多样,可为黏膜下结节、隆起性病灶或者溃疡性病灶,其中以黏膜下病变最为多见。例如黑素瘤的胃内转移灶在内镜下表现为棕黑色结节样病变,X 线检查中可见牛眼状黏膜下病变,病理活检可确诊。溃疡性病灶由于其大小和生长部位的不同可伴发出血、恶心呕吐和上腹痛等并发症。

治疗以原发癌为主。内科用药和/或胃内转移灶的内镜下治疗有助于改善上消化道症状。如果伴发大出血、梗阻或穿孔等严重并发症时,外科手术治疗是必需的。必须指出,胃转移性病灶的内镜检查和病理活检是观察随访原发癌治疗效果的一个重要指标。

第三章

肝脏与胆道系统疾病

第一节 肝脏和胆道系统解剖与生理

一、肝的形态

肝呈不规则的楔形,可分为上、下两面,前、后、左、右4缘。肝上面膨隆,与膈相接触,故又称膈面。肝膈面上有矢状位的镰状韧带附着,借此将肝分为左、右两叶。肝左叶小而薄,肝右叶大而厚。膈面后部没有为腹膜被覆,直接与膈相贴的部分称裸区,裸区的左侧部分有一较宽的沟,称为腔静脉沟,内有下腔静脉通过。肝下面凹凸不平,邻接一些腹腔器官,又称脏面。脏面中部有略呈"H"形的3条沟。其中横行的沟位于脏面正中,有肝左、右管,肝固有动脉左、右支,肝门静脉左、右支和肝的神经、淋巴管等由此出入,故称肝门。出入肝门的这些结构被结缔组织包绕,构成肝蒂。肝蒂中主要结构的位置关系是:肝左、右管居前,肝固有动脉左、右支居中,肝门静脉左、右支居后。左侧的纵沟较窄而深,沟的前部内有肝圆韧带通过称肝圆韧带裂;后部容纳静脉韧带称静脉韧带裂。肝圆韧带由胎儿时期的脐静脉闭锁而成,经肝镰状韧带的游离缘内行至脐。静脉韧带由胎儿时期的静脉导管闭锁而成。右侧的纵沟比左侧的宽而浅,沟的前部为一浅窝,容纳胆囊,故称胆囊窝后部为腔静脉沟,容纳下腔静脉。腔静脉沟向后上伸入膈面,此沟与胆囊窝虽不相连,但可视为肝门右侧的纵沟。在腔静脉沟的上端处,有肝左、中、右静脉出肝后立即注入下腔静脉,临床上常称此处为第二肝门。

在肝的脏面,借"H"形的沟、裂和窝将肝分为4个叶:肝左叶位于肝圆韧带裂与静脉韧带裂的左侧,即左纵沟的左侧;肝右叶位于胆囊窝与腔静脉沟的右侧,即右纵沟的右侧;方叶位于肝门之前,肝圆韧带裂与胆囊窝之间;尾状叶位于肝门之后,静脉韧带裂与腔静脉沟之间。脏面的肝左叶与膈面的一致。脏面的肝右叶、方叶和尾状叶一起,相当于膈面的肝右叶。

肝的前缘(也称下缘)是肝的脏面与膈面之间的分界线,薄而锐利。在胆囊窝处,肝前缘上有一胆囊切迹,胆囊底常在此处露出肝前缘;在肝圆韧带通过处,肝前缘上有一肝圆韧带切迹,或称脐切迹。肝后缘钝圆,朝向脊柱。肝的右缘是肝右叶的右下缘,亦钝圆。肝的左缘即肝左叶的左缘,薄而锐利。

肝的表面,除膈面后份与膈愈着的部分(即肝裸区)以及脏面各沟处以外,均覆有浆膜。浆膜与肝实质间有一层结缔组织构成的纤维膜。在肝门处,肝的纤维膜较发达,并缠绕在肝固有动脉、肝门静脉和肝管及其分支的周围,构成血管周围纤维囊或称 Glisson 囊。

二、肝的位置和毗邻

肝大部分位于右季肋区和腹上区,小部分位于左季肋区。肝的前面大部分被肋所掩盖,仅在腹上区的左、右肋弓之间,有一小部分露出于剑突之下,直接与腹前壁相接触。当腹上区和右季肋区遭到暴力冲击或肋骨骨折时,肝可能被损伤而破裂。

肝上界与膈穹隆一致,可用下述 3 点的连线来表示:即右锁骨中线与第 5 肋的交点;前正中线与剑胸结合线的交点;左锁骨中线与第 5 肋间隙的交点。肝下界与肝前缘一致,右侧与右肋弓一致;中部超出剑突下约 3 cm;左侧被肋弓掩盖。故在体检时,在右肋弓下不能触到肝。但 3 岁以下的健康幼儿,由于腹腔容积较小,而肝的体积相对较大,肝前缘常低于右肋弓下 1.5~2.0 cm,到 7 岁以后,在右肋弓下不能触到,若能触及时,则应考虑为病理性肝肿大。

肝上方为膈,膈上有右侧胸膜腔、右肺及心等,故肝脓肿有时可与膈粘连,并经膈侵入右肺,甚至其内容物还能经支气管排出;肝右叶下面,前部与结肠右曲邻接,故肝脓肿还可与结肠粘连,并侵入结肠壁而将脓液由消化道排出体外。中部近肝门处邻接十二指肠上曲,后部邻接右肾上腺和右肾。肝左叶下面与胃前壁相邻,后上方邻接食管腹部。

肝借镰状韧带和冠状韧带连于膈下面和腹前壁,因而在呼吸时,肝可随膈上下移动。平静呼吸时,肝的上下移动范围为 2~3 cm。

三、肝的分叶与分段

肝按外形可分为左叶、右叶、方叶和尾状叶。这种分叶方法不完全符合肝内管道系统的配布情况,因而不能满足肝内占位性病变定位诊断和肝外科手术治疗的要求。近代研究证明,肝内有 4 套管道,形成 2 个系统,即 Glisson 系统和肝静脉系统(肝左、中、右静脉、肝右后静脉和尾状叶静脉)。肝门静脉、肝固有动脉和肝管的各级分支在肝内的走行、分支和配布基本一致,并有囊包绕,共同组成系统。肝段的概念就是依据 Glisson 系统在肝内的分布情况提出的。按照 Couinaud 肝段划分法,可将肝分为左、右半肝,进而再分成 5 个叶和 8 个段。系统位于肝叶和肝段内,肝静脉系统的各级属支,行于肝段之间,而其主干即肝左、中、右静脉,相应地行于各肝裂中,最后在腔静脉沟的上端即第二肝门处出肝,分别注入下腔静脉。有若干条肝静脉系统的小静脉,如来自右半肝脏面的副肝右静脉和尾状叶的一些小静脉,在腔静脉沟的下段内汇入下腔静脉,该处称第三肝门。

四、肝外胆道系统

肝外胆道系统是指包括胆囊和输胆管道(肝左管、肝右管、肝总管和胆总管)。这些管道与肝内胆道一起,将肝分泌的胆汁输送到十二指肠腔。

(一)胆囊

胆囊为贮存和浓缩胆汁的囊状器官,呈长梨形,长 8～12 cm,宽 3～5 cm,容量 40～60 mL。胆囊位于肝下面的胆囊窝内,其上面借疏松结缔组织与肝相连,易于分离;下面覆以浆膜,并与结肠右曲和十二指肠上曲相邻。胆囊的位置有的较深,甚至埋在肝实质内,有的胆囊各面均覆以浆膜,并借系膜连于胆囊窝,可以活动。

胆囊位置的变异主要有下列几种:①游离胆囊,胆囊全部被腹膜包被,并形成系膜连于肝的下面;②肝内胆囊,胆囊的一部或全部位于肝实质内;③胆囊位于肝右叶下面后部;④胆囊位于肝左叶的下面等。

胆囊分底、体、颈、管 4 部分,胆囊底是胆囊凸向前下方的盲端,常在肝前缘的胆囊切迹处露出。当胆汁充满时,胆囊底可贴近腹前壁。胆囊底的体表投影位置在右腹直肌外缘或右锁骨中线与右肋弓交点附近。胆囊发炎时,该处可有压痛。胆囊体是胆囊的主体部分,与底之间无明显界限。胆囊体向后逐渐变细,约在肝门右端附近移行为胆囊颈。胆囊颈狭细,在肝门右端常以直角起于胆囊体,略作“S”状扭转,即开始向前上方弯曲,继而转向后下方续为胆囊管。胆囊颈与胆囊管相延续处较狭窄。胆囊颈借疏松结缔组织连于肝,胆囊动脉通过该疏松结缔组织分布于胆囊。在胆囊颈的右侧壁常有一凸向后下方的小囊,朝向十二指肠,称为 Hartmann 囊,胆囊结石常在此处存留。较大的 Hartmann 囊具有临床意义,可与胆囊管产生粘连,手术中分离、结扎切断胆囊管时易将此囊包入而损伤。胆囊管比胆囊颈稍细,长约 3~4 cm,直径 0.2~0.3 cm,在肝十二指肠韧带内与其左侧的肝总管汇合,延续为胆总管。

胆囊内面被有黏膜,其中底和体部的黏膜呈蜂窝状,而衬于颈和管部分的黏膜呈螺旋状突入腔内,形成螺旋襞,或称 Heister 瓣。螺旋襞可控制胆汁的流入和流出。有时较大的结石,也常由于螺旋襞的阻碍而嵌顿于此。

胆囊管、肝总管和肝的脏面围成的三角形区域称胆囊三角(Calot 三角),三角内常有胆囊动脉通过,因此该三角是胆囊手术中寻找胆囊动脉的标志。

(二)肝管与肝总管

肝左、右管分别由左、右半肝内的毛细胆管逐渐汇合而成,出肝门后即合成肝总管。肝总管长约 3 cm,下行于肝十二指肠韧带内,并在韧带内与胆囊管以锐角结合成胆总管。

(三)胆总管

胆总管由肝总管与胆囊管汇合而成,胆总管的长度取决于两者汇合部位的高低,一般长 4~8 cm,直径 0.6~0.8 cm,若超过 1.0 cm,可视为病理状态。管壁内含有大量的弹性纤维,有一定的舒缩能力,当胆总管下端梗阻时(如胆总管结石或胆道蛔虫症),管腔可随之扩张到相当粗的程度,甚至达肠管粗细,而不致破裂。胆总管在肝十二指肠韧带内下行于肝固有动脉的右侧、肝门静脉的前方,向下经十二指肠上部的后方,降至胰头后方,再转向十二指肠降部中份,在此处的十二指肠后内侧壁内与胰管汇合,形成一略膨大的共同管道称肝胰壶腹(或称 Vater 壶腹),开口于十二指肠大乳头,少数情况,胆总管未与胰管汇合而单独开口于十二指肠腔。在肝胰壶腹周围有肝胰壶腹括约肌包绕,此外,在胆总管末段及胰管末段周围亦有少量平滑肌包绕。以上三部分括约肌统称为 Oddi 括约肌。Oddi 括约肌平时保持收缩状态,由肝分泌的胆汁,经肝左、右管、肝总管、胆囊管进入胆囊内贮存。进食后,尤其进高脂肪食物,在神经体液因素调节下,胆囊收缩,Oddi 括约肌舒张,使胆汁自胆囊经胆囊管、胆总管、肝胰壶腹、十二指肠大乳头,排入十二指肠腔内。

根据胆总管的行程,可将其分为 4 段:即十二指肠上段、十二指肠后段、胰腺段和十二指肠壁段。

胆总管与胰管的开口类型:①胆总管与胰管在十二指肠壁内汇合,共同开口于十二指肠大乳头。②两管不汇合,分别开口于十二指肠大乳头。③两管在进入十二指肠壁之前汇合成一管,再穿肠壁开口于十二指肠大乳头。

第二节　肝炎与肝硬化

一、病毒性肝炎

(一)甲型肝炎

1.病原学

甲型肝炎病毒(viral hepatitis A,HAV)直径 $27\sim32$ nm,无包膜,球形,有空心和实心两种颗粒。60 ℃ 1 小时不能灭活,100 ℃ 5 分钟可全部灭活。可以感染人的血清型只有一个,因此只有一个检查抗体系统,临床研究表明免疫血清球蛋白可保护 HAV 感染者。

2.流行病学

(1)传染源:甲型肝炎患者和亚临床感染者,可于发病前 2 周至发病后 1 周内从粪便中排出大量病毒。

(2)传播途径:经粪-口传播,食物或水源受粪便污染可引起暴发流行。

(3)潜伏期:$15\sim50$ 天(平均 30 天)。

(4)易感人群:①与卫生状况相关,散发病例多为儿童;②我国成年人 50%(美国为 33%)感染过 HAV,并获得终生免疫;③因中和抗体可通过胎盘屏障,故 6 个月内婴儿不易感。

3.病理学及发病机制

(1)病理表现:肝细胞点状坏死、变性和炎症渗出,少数有较明显淤胆,偶见大块性和亚大块性坏死。

(2)发病机制:关于甲型肝炎发病机制的研究较少,病因尚未完全阐明。在病毒侵入消化道黏膜后,有一短暂病毒血症阶段。既往认为 HAV 对肝细胞有直接损害作用,目前研究证实,感染早期 HAV 大量增殖,肝细胞仅轻微破坏,随后细胞免疫起重要作用。较强的 HAV 抗原性易激活患者血清 $CD8^+$ T 淋巴细胞,致敏淋巴细胞对 HAV 感染的肝细胞产生细胞毒性,导致肝细胞变性、坏死。

感染后期,HAV 抗体产生后通过免疫复合物使肝细胞破坏。

4.临床特征

(1)潜伏期:2～6 周,平均 4 周。

(2)临床表现:急性甲型肝炎临床表现阶段性较为明显,可分为 3 期。典型病例的临床表现如下。①黄疸前期:起病急,有畏寒、发热、全身乏力、食欲减退、厌油、恶心、呕吐、腹痛、腹泻,尿色逐渐加深,至本期末呈浓茶色。少数病例以发热、头痛、上呼吸道症状等为主要表现。本期持续 1～21 天,平均 5～7 天。②黄疸期:自觉症状有所好转,发热减退,但尿色继续加深,巩膜、皮肤黄染,约在 2 周内达高峰。大便颜色变浅、皮肤瘙痒、心率缓慢等梗阻性黄疸表现。肝肋下 1～3 cm,有充实感,有压痛及叩击痛。部分病有轻度脾大。本期持续 2～6 周。③恢复期:黄疸逐渐消退,临床症状减轻以至消失,肝脾回缩,肝生化指标逐渐恢复正常。本期持续 2 周到 4 个月,平均 1 个月。

(3)特殊表现:①急性重型肝炎;②淤胆型肝炎;③复发性甲型肝炎;④重叠感染;⑤合并妊娠。

5.辅助检查

(1)粪便检测:RNA 分子杂交及 PCR 法检测 HAV RNA,后者更为灵敏,RT-PCR 法将 HAV RNA 转为 cDNA,再进行 PCR 检测;固相放射免疫法检测甲型病毒抗原,起病前 2 周粪中可检测到,发病后 1 周阳性率 45%,第 2 周仅 12%。该方法可用于识别急性期或无症状感染患者,用于 HAV 感染患者粪便排病毒规律及传染期的观察。

(2)血清抗体检测:①抗 HAV-IgM:是临床最可靠的常规检测手段,常用酶联免疫吸附试验,抗 HAV-IgM 是甲型肝炎早期诊断最简便可靠的血清学标志,也是流行病学中区分新近感染(包括临床和无症状的亚临床感染)与既往感染甲型肝炎病毒的有力证据。②抗 HAV-IgG:抗 HAV-IgG 在急性期后期和恢复早期出现,于 2～3 个月内达高峰,然后缓慢下降,持续多年或终身。能区分是新近还是既往感染,主要用于了解人群中既往感染情况及人群中的免疫水平,对流行病学调查更有意义。

(3)常规生化指标检测:外周血白细胞总数正常或偏低,淋巴细胞相对增多,偶见异型淋巴细胞。黄疸前期尿胆原及尿胆红素阳性反应,可作为早期诊断的重要依据。丙氨酸氨基转移酶于黄疸前期早期开始升高,血清总胆红素在黄疸前期开始升高。丙氨酸氨基转移酶高峰在血清总胆红素高峰之前,一般在黄疸消退后数周恢复正常。

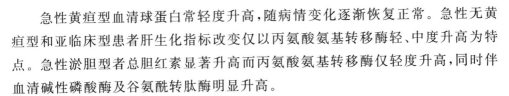

急性黄疸型血清球蛋白常轻度升高,随病情变化逐渐恢复正常。急性无黄疸型和亚临床型患者肝生化指标改变仅以丙氨酸氨基转移酶轻、中度升高为特点。急性淤胆型者总胆红素显著升高而丙氨酸氨基转移酶仅轻度升高,同时伴血清碱性磷酸酶及谷氨酰转肽酶明显升高。

6.诊断

诊断主要依据流行病学史、接触史、临床特点及实验室检查,主要是抗HAV-IgM 阳性及氨基转移酶升高。"热退黄疸现,临床症状有所减"是本病早期特征。黄疸前期患者尿色加深是考虑该病的重要线索。若为慢性肝炎患者,通常不考虑该病。

7.鉴别诊断

黄疸前期需与上呼吸道感染、肠道感染和关节炎等疾病鉴别。急性期需与其他型病毒性肝炎及阻塞性黄疸鉴别。

8.治疗

甲型肝炎为自限性疾病,无须特殊治疗。

(二)乙型肝炎

1.病原学

乙型肝炎病毒(viral hepatitis type,HBV)是脱氧核糖核酸病毒,属嗜肝DNA 病毒。完整的病毒颗粒分为包膜及核心,后者由核衣壳及其所含的病毒DNA 基因组、DNA 聚合酶、HBeAg 等组成。HBV 基因组结构独特,是一个仅约 3.2 kb 的部分双链环形 DNA。患者的血中除有完整的乙型肝炎病毒颗粒之外,还可见到管形颗粒和小圆形颗粒,后两者均由包膜蛋白组成,是组装乙型肝炎病毒后多余的包膜蛋白。HBV 抵抗力很强,能耐受 60℃ 4 小时常规浓度消毒剂,煮沸 10 分钟和高压蒸气消毒可灭活。戊二醛也有效。

2.流行病学

(1)传染源:主要是慢性 HBV 携带者。

(2)传播途径:①带病毒的血液或体液经输血、注射或污染破损的皮肤/黏膜传播;②性传播(同性或异性);③母婴传播(主要在分娩中传播);④一般生活接触、共同进餐和蚊虫叮咬不传播。

(3)潜伏期:15～180 天(平均 60～90 天)。

(4)易感人群:急性感染多发生在婴幼儿及青少年。

(5)流行特征:①无明显季节性,具有家庭聚集性;②东南亚、热带非洲及中国是高流行区;③我国慢性 HBV 携带者占人群的 10%～15%,北美、西欧和澳大利亚低于 1%,东欧、日本、地中海在 2%～7%;④我国有 60%～70%人感染过 HBV;⑤HBV 感染后 90%的新生儿、50%儿童和 1%～5%的成人发展成 HBV 慢性感染。

3.病理学及发病机制

(1)病理变化:急性乙型肝炎病理表现为肝小叶内坏死、变性和炎症反应。病变严重时,在中央静脉与门静脉之间形成融合性带状坏死,提示预后不良或转化为慢性活动性肝炎。急性肝炎一般无毛玻璃样细胞。

(2)发病机制:乙型肝炎发病机制极为复杂,迄今尚未完全阐明。HBV 侵入人体后,未被单核-吞噬细胞系统清除的病毒到达肝脏,病毒包膜与肝细胞膜融合,导致病毒侵入。HBV 进入肝细胞后开始复制过程。

一般认为 HBV 不直接损害肝细胞,而是通过宿主免疫应答引起肝细胞的损伤和破坏,导致相应的临床表现。由于宿主不同的免疫反应(包括个体的遗传和代谢差异),HBV 感染的临床表现和转归也各有不同。

4.临床特征

(1)潜伏期:1～6 个月,平均 2 个月左右。

(2)临床表现:分为急性黄疸型、急性无黄疸型和急性淤胆型肝炎,临床表现与甲型肝炎相似,成年人多为自限性(占 90%～95%),常在半年内痊愈;儿童大多发展为慢性 HBV 携带或慢性乙型肝炎。

5.辅助检查

(1)肝生化功能检查:可反映肝脏损害的严重程度,丙氨酸氨基转移酶、天门冬氨酸氨基转移酶升高,急性期增高幅度低于甲型肝炎水平。病原学诊断要依靠 HBV 抗原抗体和病毒核酸的检测。

(2)HBV 血清标志物的检测有以下几种。①HBsAg:在 HBV 感染者中出现最早,1～2 周、最迟 11～12 周可被检出,滴度最高,是乙型肝炎早期诊断的重要标志。HBsAg 阳性表示存在 HBV 感染,但 HBsAg 阴性不能排除 HBV 感染。②抗 HBsAg:是一种保护性抗体,能清除病毒,防止 HBV 感染,在急性乙型肝炎中最晚出现(发病后 3 个月),提示疾病恢复。接种乙型肝炎疫苗后,可出现抗 HBsAg,可作为评价乙型肝炎疫苗是否接种成功的重要标志。③HBeAg:伴随 HBsAg 后出现,若 HBeAg 持续阳性表明 HBV 活动性复制,提示传染性大,容易发展为慢性肝炎,可作为抗病毒药物疗效考核指标之一。④抗 HBe:急性乙型肝炎时,抗 HBe 示病情恢复,病毒复制减少或终止;抗 HBe 持续阳性提示 HBV 复制处于低水平,HBV DNA 可能已和宿主 DNA 整合,并长期潜伏。

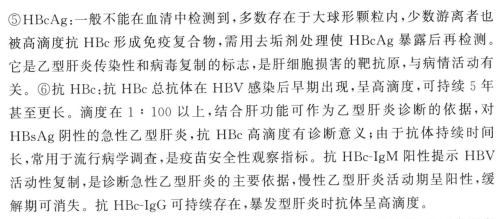

⑤HBcAg：一般不能在血清中检测到，多数存在于大球形颗粒内，少数游离者也被高滴度抗HBc形成免疫复合物，需用去垢剂处理使HBcAg暴露后再检测。它是乙型肝炎传染性和病毒复制的标志，是肝细胞损害的靶抗原，与病情活动有关。⑥抗HBc：抗HBc总抗体在HBV感染后早期出现，呈高滴度，可持续5年甚至更长。滴度在1∶100以上，结合肝功能可作为乙型肝炎诊断的依据，对HBsAg阴性的急性乙型肝炎，抗HBc高滴度有诊断意义；由于抗体持续时间长，常用于流行病学调查，是疫苗安全性观察指标。抗HBc-IgM阳性提示HBV活动性复制，是诊断急性乙型肝炎的主要依据，慢性乙型肝炎活动期呈阳性，缓解期可消失。抗HBc-IgG可持续存在，暴发型肝炎时抗体呈高滴度。

（3）HBV DNA检测：国际上推荐Roche Cobas Taqman法检测，我国常用实时荧光定量PCR法。

（4）*HBV* 基因分型及耐药变异检测：特异性引物PCR法、限制性片段长度多态性分析法、线性探针反向杂交法和基因测序等。

5.诊断

追问患者病史，可有流行病史或输血、血制品或其他药物注射史；急性肝炎的临床表现；肝生化指标，特别是丙氨酸氨基转移酶、天门冬氨酸氨基转移酶升高，伴或不伴胆红素升高；急性期HBsAg阳性，可伴有短暂HBeAg、HBV DNA阳性；抗HBc-IgM高滴度阳性，抗HBc-IgG低滴度阳性；恢复期HBsAg和抗HBc-IgM下降，最后转为阴性，甚至有一部分患者在恢复期出现抗HBs，若患者发病前6个月以内证实乙型肝炎血清标记物阴性，则更支持急性乙型肝炎的诊断。

6.鉴别诊断

需与其他病因的病毒性肝炎、药物或中毒性肝炎区别，主要依据流行病史、服药史和血清学标记物鉴别。

7.治疗

急性乙型肝炎大多能自愈，无须特殊药物治疗。患者只需适当休息、平衡饮食。有些患者如出现明显肝功能异常甚至出现黄疸，可给予适当的药物治疗。对于极少部分有慢性倾向、临床不易判断急性或慢性过程，甚至重症化过程者，应在知情同意的情况下给予抗病毒治疗，一般给予核苷（酸）类似物治疗。

常用的保肝药主要是指能改善肝脏功能、非特异性抗炎、增强肝脏解毒能力及促进肝细胞再生、降酶、利胆等药物，主要分为6类：①能量代谢药物；②非特异抗炎药物；③解毒类药物；④促肝细胞再生及促肝细胞膜稳定类药物；⑤降酶类药物;⑥利胆类药物。

(三)丙型肝炎

1.病原学

丙型肝炎病毒(hepatitis C virus,HCV)是包膜呈球形的 RNA 病毒,免疫电镜下其直径为 55～65 nm。HCV 属黄病毒家族成员,均含有单股正链 RNA 基因组。其复制方式与黄病毒家族病毒相似,以正链 RNA 基因组作为病毒复制的模板,复制成负链 RNA,再转录成多个正链 RNA。对世界各地 HCV 分离株的部分或全序列分析,发现各分离株的基因组序列存在差异,有明显异质性。

2.流行病学

(1)传染源:主要是慢性 HCV 感染者。

(2)传播途径:①主要通过输血、静脉吸毒传播;②性传播及母婴垂直传播不如乙型肝炎重要。

(3)潜伏期:15～160 天,平均 50 天。

(4)流行特征:随年龄增长,HCV 感染率增高,我国 HCV 的感染率为 0.7%～3.1%。

3.病理及发病机制

(1)病理变化:急性丙型肝炎镜下可见灶性坏死、气球样变和嗜酸性小体。严重者可见桥接样坏死和肝细胞再生,门管区炎症细胞增加,淋巴细胞聚集和胆管损伤可见,但程度明显轻于慢性丙型肝炎。

(2)发病机制:HCV 致肝细胞损伤的机制主要有 HCV 直接杀伤作用、宿主免疫因素、自身免疫、细胞凋亡。HCV 感染者半数以上可转为慢性。

4.临床特征

(1)潜伏期:病毒感染后的潜伏期为 21～84 天,平均 50 天左右。

(2)临床表现:急性 HCV 感染初期多数无明显临床症状和体征,部分患者可出现丙氨酸氨基转移酶轻度升高或黄疸,极少数可发生急性重型肝炎。在急性感染中,80%～85%不能清除病毒,而进入慢性持续性感染,其中 25%～35% 患者缓慢发展并进入终末期肝病,在 30～40 年后 1.0%～2.5%可发展为肝细胞癌患者。无论在急性或慢性感染者中均有部分患者可自行恢复,特别是儿童和妇女。急性 HCV 多数为无黄疸型肝炎。起病较缓慢,常无发热,仅轻度消化道症状,伴丙氨酸氨基转移酶异常;少数为黄疸型肝炎;发热者占 7%。黄疸呈轻度或中度;急性丙型肝炎中约有 15%为急性自限性肝炎,在急性期丙氨酸氨基转移酶升高;HCV RNA 阳性和抗 HCV 阳性;经 1～3 个月黄疸消退,丙氨酸氨

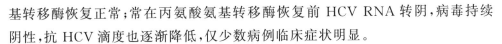

基转移酶恢复正常;常在丙氨酸氨基转移酶恢复前 HCV RNA 转阴,病毒持续阴性,抗 HCV 滴度也逐渐降低,仅少数病例临床症状明显。

5.辅助检查

除常规肝生化指标,常用于 HCV 的特异诊断有抗 HCV 和 HCV RNA 以及 HCV 基因型。目前常用的第二代、第三代重组免疫印迹试验与 HCV RNA 的符合率较高。国内多采用 HCV 荧光 RT-PCR 试剂盒检测 HCV RNA 定量,有助于评估 HCV 复制水平和评价抗病毒治疗疗效。基因分型用于预测临床治疗的效果及最佳治疗时限。

6.诊断

依据病史、临床表现、常规实验室检查及特异性血清病原学确诊。

7.鉴别诊断

HCV 主要与肝外梗阻性黄疸、溶血性黄疸等其他原因引起的黄疸以及药物性肝炎、急性结石性胆管炎等其他原因引起的肝炎鉴别。

对急、慢性 HCV 感染的鉴别依靠临床表现及抗 HCV 和 HCV-RNA 的变化。急性感染,HCV-RNA 先于抗 HCV 出现,通常在感染后的第 2 周出现,抗 HCV 通常在 8～12 周后出现。

8.治疗

急性丙型肝炎中有 60％～85％者会转为慢性,比率远高于急性乙型肝炎,早期抗病毒治疗,可有效阻断其慢性发展。临床发病后 1 个月内,血清丙氨酸氨基转移酶持续升高、HCV RNA 阳性的急性丙型肝炎患者应及早给予 IFN-α 联合利巴韦林抗病毒治疗。

(四)丁型肝炎

1.病原学

丁型肝炎病毒(hepatitis D virus,HDV)属 RNA 病毒,颗粒呈球形,其外壳是嗜肝 DNA 病毒表面抗原,即人类 HBsAg,内部有 HDAg 和 HDV 基因组。HDV 是缺陷性病毒,其复制需要 HBV、土拨鼠肝炎病毒等嗜肝 DNA 的辅佐,为 HDV 提供外膜蛋白。

2.流行病学

(1)传染源:主要是急、慢性丁型肝炎患者和 HDV 携带者。

(2)传播途径:HDV 的传播方式与 HBV 相同,输血和血制品是传播 HDV 最重要的途径之一,也可经性、母婴传播。HDV 感染一般与 HBV 感染同时发生或继发于 HBV 感染。我国 HDV 传播以生活密切接触为主。

(3)易感人群:与 HBV 感染的易感人群相同。若易感人群已受到 HBV 感染,则有利于 HDV 复制,易感性更强。

3.病理及发病机制

(1)病理表现:HDV 感染的病理表现与 HBV 基本相似,HDV 以肝细胞嗜酸性变及微泡状脂肪变性,伴肝细胞水肿、炎性细胞浸润及门管区炎症反应为特征。重型肝炎时,可见大块肝细胞坏死,残留肝细胞微泡状脂肪变性、假胆管样肝细胞再生及门管区炎症加重。

(2)发病机制:病情较重的 HDV 感染病理表现说明 HDV 具有直接致细胞病变作用;同时 HDV 复制的免疫应答在肝脏损伤机制中可能起重要作用,因此可能存在免疫介导的肝脏损伤。

4.临床特征

(1)同时感染:HDV 和 HBV 同时感染可导致急性丁型肝炎,但也可在 HBV 感染基础上重叠 HDV 感染。潜伏期 6~12 周。病程可先后发生 2 次肝功能损害,期间间隔 2~4 周,血清总胆红素、丙氨酸氨基转移酶、天门冬氨酸氨基转移酶升高。整个病程较短,随 HBV 感染的终止,HDV 也随之终止,预后良好,极少向重型肝炎发展。

(2)重叠感染:HDV 和 HBV 重叠感染的潜伏期 3~4 周。无症状的慢性 HBV/HBsAg 携带者重叠 HDV 感染的临床表现与急性肝炎发作类似,有时病情较重,丙氨酸氨基转移酶、天门冬氨酸氨基转移酶常持续升高数月,或血清总胆红素及氨基转移酶呈双峰曲线升高,易发展成慢性肝炎,甚至肝硬化。当血清中出现 HDAg 时,HBsAg 滴度可能下降;因绝大多数患者发展为慢性感染,血清中一般可持续检测到 HDAg 和 HDV-RNA;高滴度抗 HDV IgM 和 IgG 可长期持续存在。同时近年研究发现,丁型肝炎与原发性肝癌可能存在相关性。

5.辅助检查

(1)抗 HDV:常规检测丁型肝炎用免疫酶法或放射免疫法,敏感性和特异性较高。

(2)HDAg:放射免疫法检测血清 HDAg,有助于早期诊断。

(3)HDV RNA:cDNA 探针斑点杂交法可检测血清 HDV RNA,RT-PCR 检测 HDV RNA 的敏感性较高。

6.诊断

根据病史,HBV、HDV 血清标记物以及肝生化指标综合分析。必要时可行肝穿刺活检术,并检测肝组织内的病毒抗原。

7.治疗

HDV 与 HBV 感染所致的急性肝炎多为自限性,无须特殊治疗。

(五)戊型肝炎

1.病原学

戊型肝炎病毒(hepatitis E virus,HEV)是单股正链 RNA 病毒,呈球形,直径 27～38 nm,无包膜,核衣壳呈二十面体立体对称。目前认为,HEV 存在 4 个基因型,1 型、2 型主要分布在亚洲发展中国家,毒力较强,多为水源性传播,患者群主要是年轻人。

2.流行病学

(1)传染源:急性戊型肝炎患者,发病前 9 天至起病后 8 天可从粪便中排毒。

(2)传播途径:①经粪-口传播,主要经水源污染传播;②家庭内传播或继发病例少见,有经母婴传播的报道。

(3)潜伏期:平均 40 天。

(4)易感人群:病后免疫不持久,各年龄组均易发病,但 15～30 岁是多发人群

(5)流行特征:①流行季节多在雨季或洪水后;②主要流行于亚洲、非洲一些发展中国家,我国戊肝约占散发急性肝炎的 10%;③戊肝总死亡率 0.5%～3.0%;④妊娠期死亡率达 15%～25%,并易发生胎儿或新生儿死亡、流产、早产;⑤在天鹅体内分离到类似人的 HEV 毒株,提示天鹅可能是 HEV 保存宿主。

3.临床特点

(1)潜伏期:本病潜伏期 15～75 天,平均 40 天。

(2)临床表现:戊型肝炎的临床表现与甲型肝炎极为相似,可表现为亚临床型、急性黄疸型、急性无黄疸型、淤胆型和重型。以下为各型的临床表现。①急性黄疸型:临床多见,达 85% 以上,远高于甲型肝炎。分期及临床表现如下。a.黄疸前期:绝大多数患者起病急,约半数患者有发热、畏寒、咳嗽等上呼吸道感染症状,1/3 患者伴有关节痛,继而出现恶心、呕吐、厌油、腹泻、腹胀等消化道不适症状,尿色逐渐加深,此期一般持续数日至 2 周,平均 10 大。b.黄疸期:尿色呈进行性加深,巩膜黄染、皮肤黄疸,胆汁淤积症状较明显,粪便呈灰白色、皮肤瘙痒较多见,80% 患者有不同程度的肝大,伴有压痛及叩击痛,约 10% 患者可见脾大。此期一般持续 10～30 天,老年患者可达 2 个月以上。c.恢复期:自觉症状逐渐改善,黄疸逐渐消退,此期一般持续 2～4 周。②急性无黄疸型:临床表现除不出现黄疸外,其余与急性黄疸型相似,但临床症状轻微,部分患者无任何临床症

状,呈亚临床型感染。③淤胆型:淤胆型戊型肝炎较常见,发病率高于甲型肝炎,临床表现与甲型肝炎基本相似。④重型:重型戊型肝炎约占 5%,较甲型肝炎多见,发病初期常类似急性黄疸型肝炎,但病情迅速发展,表现出急性重型肝炎和亚急性重型肝炎的临床过程,病情严重,预后较差。使戊型肝炎发生重型转变的危险因素主要为合并 HBV 感染、妊娠以及老年患者。

4.辅助检查

(1)抗 HEV IgM 和抗 HEV IgG:抗 HEV IgM 在发病早期(3 个月内)由阳性转为阴性是近期感染 HEV 的标志,抗 HEV IgG 在发病早期可出现,也可作为感染急性戊型肝炎的标志。若急性期抗 HEV IgG 滴度较高,随病程发展呈动态变化,则可诊断为急性 HEV 感染。

(2)HEV RNA:在发病早期,通过 RT-PCR 采集血液或粪便标本检测到 HEV RNA 可明确诊断。

5.诊断

HEV 主要经粪-口途径传播,多有饮用生水史、生食史、接触戊型肝炎患者史或戊型肝炎流行地区旅游史。抗 HEV IgM、抗 HEV IgG 可作为感染急性戊型肝炎的标志,但抗 HEV IgM 常有假阳性,值得临床医师重视。血液或粪便标本检测到 HEV RNA 可明确诊断。

6.鉴别诊断

戊型肝炎的临床表现与甲型肝炎极为相似,主要依据血清免疫学诊断结果予以鉴别。同时应与其他能引起血清丙氨酸氨基转移酶、胆红素升高的疾病鉴别,如中毒性肝炎(药物或毒物)、传染性单核细胞增多症、钩端螺旋体病、胆石症等。临床上需详细询问流行病学史(如用药史、不良饮食习惯、疫区居住、旅游等),特异性病原学诊断、B超检查等有助于鉴别诊断。

二、肝硬化

(一)病因

1.病毒性肝炎

(1)乙型、丙型和丁型病毒性肝炎均可发展为肝硬化,绝大多数经过慢性肝炎阶段。

(2)病毒的持续存在是演变为肝硬化的主要原因,慢性炎症是肝纤维化和肝硬化发展的主要因素。

(3)在我国,肝硬化大多数由于乙型肝炎所致。

2.长期大量饮酒

(1)主要由酒精中间代谢产物乙醛所致。

(2)逐渐从酒精性脂肪肝、酒精性肝炎发展到肝纤维化和肝硬化。

(3)欧美国家酒精性肝硬化占 50％～90％。

(4)嗜酒者合并 HBV 感染更易引起肝硬化。

3.长期胆汁淤积

包括原发性和继发性。

(1)原发性胆汁性肝硬化病因不明,一般认为与自身免疫有关。

(2)在我国,继发性胆汁性肝硬化多于原发性胆汁性肝硬化。

(3)继发性胆汁性肝硬化多由胆道长期梗阻所致。

4.化学毒物或药物

长期服用对肝有毒性的药物或长期接触某些化学毒物,可引起中毒性肝炎,最后演变为肝硬化。

5.肝脏淤血

(1)引起肝静脉血液回流受阻的疾病均可导致肝脏淤血。

(2)肝内长期淤血、缺氧,引起肝硬化。

(3)常有肝大、脾大,肝功能损害可不严重。

6.寄生虫病

(1)慢性血吸虫病可发展成肝硬化,以门脉高压为主,肝功能损害较轻。

(2)华支睾吸虫感染也可引起继发性胆汁性肝硬化。

7.遗传及代谢疾病

由铁代谢障碍引起的血色病、铜代谢障碍所致的肝豆状核变性以及半乳糖代谢障碍、α_1 抗胰蛋白酶缺乏、酪氨酸代谢紊乱、肝糖原贮积病等均可引起肝硬化。

8.其他

如营养不良、感染及自身免疫等亦可引起肝硬化,确切机制不清。

9.隐源性

(1)原因不明。

(2)占 5％～10％。

(3)目前认为非酒精性脂肪性肝炎可能是隐原性肝硬化的病因之一。

(二)发病机制

肝脏纤维化和肝硬化形成的关键是肝星状细胞激活及其转化为肌成纤维细

胞。各种损害性因素作用于肝脏均可引起炎症：病毒和细菌导致持续的炎症，药物、酒精和非酒精性脂肪肝炎的无菌性炎症以及细菌因素（来之肝-肠轴缺损时细菌脂多糖等）加重无菌性炎症，机体对炎症坏死的反应过度导致肝脏纤维化和硬化的形成。肝纤维化过程涉及多种细胞，包括肝实质细胞（肝细胞和胆管细胞）、间质细胞（星状细胞、肝窦内皮细胞、库普弗细胞和肌成纤维细胞）和骨髓源的细胞（巨噬细胞、T细胞和单核细胞），这些细胞产生多种促炎因子、生长因子、趋化因子和白细胞介素类等而促进纤维化形成。但同时也启动纤维溶解，如肌成纤维细胞释放的细胞外基质降解酶，产生应激性松弛而限制细胞外基质沉积，故肝纤维化是一个可逆转的动态过程。

正常情况下，肝星状细胞处于静止状态，主要担负着储存维生素A的功能。当肝脏受损时，窦周间隙间的肝星状细胞被持续激活，其大量增生形成无规则粗糙的内质网，并分泌过量的胶原和其他细胞外基质（如蛋白多糖、糖蛋白、纤维连接蛋白、层粘连蛋白等），重新表达平滑肌成分如α-肌动蛋白而有收缩能力（变成肌成纤维细胞）。各种胶原沉积在窦隙间，肝窦内皮细胞之间允许大分子进出的窗孔被堵塞，使肝窦毛细血管化，改变了血浆和肝细胞间主要物质的交换，更进一步使肝窦间隙变细和肝脏收缩变小。

（三）病理

肝硬化的肝脏明显变形，早期肿大，晚期则明显缩小，质地变硬、重量变轻，表面呈现高低不平的结节状。镜下可观察到弥漫性肝细胞变性坏死、肝细胞再生和结节形成以及纤维组织增生和间隔形成。大量肝细胞坏死后形成的纤维间隔将肝实质分为大小不等、圆形或类圆形的肝细胞团，称为假小叶。假小叶形成是肝硬化的基本病理特点，也是确定肝硬化病理诊断的主要依据。

根据病理形态，可将肝硬化分为大结节性、小结节性和混合结节性。小结节性肝硬化结节大小相仿，直径＜3 mm；结节失去正常肝小叶结构，被纤维间隔包绕；纤维间隔较窄而均匀；多见于酒精性和淤血性肝损害。大结节性肝硬化较为常见，乙型和丙型肝炎病毒所致肝硬化多为此类。该类型结节粗大且大小不均，直径＞3 mm，较大的可达数厘米；纤维间隔较宽，分布不均；大结节内可包含正常肝小叶。混合结节性则是上述两种病理形态的混合。

肝硬化时，脾脏、肾脏、胃肠道、性腺等也可出现相应的病理改变。脾脏常出现淤血、肿大，镜下可见脾窦扩张、脾髓增生、动静脉扩张迂曲，脾窦内网状细胞增生并可见吞噬红细胞。胃肠道黏膜淤血水肿而增厚，消化性溃疡发病率明显升高。胃黏膜血管扩张充血形成门脉高压性胃病；食管、胃底、直肠静脉扩张迂曲,形成侧支循环,压力高时可破裂出血。

(四)病理生理

1.门脉高压症

(1)门静脉血管阻力增加:①门脉高压发生的始动因素;②后向血流学说。

(2)全身高动力循环:①全身高动力循环是维持和加剧门脉高压的重要因素;②门静脉血流量增加,但入肝血量减少;③前向血流学说。

(3)门脉高压的后果:①侧支循环形成,主要有食管和胃底静脉曲张、腹壁静脉曲张等;②脾大,脾功能亢进;③腹水形成。

2.腹水

腹水是多种因素综合作用的结果。

(1)门脉压力升高:①毛细血管通透性增加;②淋巴液自肝包膜漏入腹腔。

(2)血浆清蛋白降低:①摄入不足、消化吸收障碍、肝脏合成能力降低及清蛋白漏入腹腔是主要原因;②血浆清蛋白<30 g/L 时,常出现腹水。

(3)其他因素:①肾素-血管紧张素-醛固酮系统活性升高;②抗利尿激素增加;③第三因子(排钠激素)活性降低;④心房钠尿肽相对不足及肾脏对其敏感性降低。

3.内分泌变化

(1)主要表现为性激素紊乱。

(2)雌激素水平增高。

(3)出现肝掌、蜘蛛痣及男性乳房发育等。

4.血液系统改变

(1)脾大、脾功能亢进,一般血小板计数最先减少,其次为白细胞计数、红细胞计数减少。

(2)凝血因子合成障碍,导致出血倾向。

(五)临床表现

多数肝硬化患者起病隐匿、病程发展缓慢,可潜伏 10 年以上,症状与慢性肝炎无明显分界线。目前根据临床表现将肝硬化分为代偿期和失代偿期,但两者之间的界限常不清楚。

1.代偿期

代偿期常常症状较轻、缺乏特异性,可表现为轻度乏力、消瘦、食欲缺乏、腹胀、厌油、上腹部不适、右上腹隐痛等;部分患者体格检查可触及质地较硬的肝脏、边缘较钝,表面尚平滑;肝功能正常或轻度异常。该期症状多呈间歇性,因过劳或伴发病而诱发,适当治疗或休息可缓解。部分患者甚至可无症状,仅仅在体检或因其他疾病进行手术时偶然发现。

2.失代偿期

该期症状明显加重,患者主要表现为门脉高压、肝细胞功能减退所致的两大综合征,同时可有全身各系统症状,并出现腹水、消化道出血和肝性脑病等多种并发症。

(1)肝功能减退的临床表现有以下几种。①全身症状:患者一般情况较差,出现消瘦乏力、营养不良、精神食欲缺乏、皮肤干枯粗糙、面色灰暗黝黑,部分患者伴有口角炎、多发性神经炎。1/3患者可有不规则低热,可能与大量肝细胞炎症坏死、内毒素血症、合并感染或并发肝癌有关。②消化道症状:由于消化道炎症、门脉高压消化道淤血和肠道菌群失调,进入失代偿期后,消化道症状明显加重,表现为食欲缺乏,厌食、恶心、呕吐、腹胀、腹泻等,进脂餐饮食症状更为明显。③黄疸:除胆汁淤积性肝硬化外,出现较深的黄疸表示肝硬化处于活动期,提示肝细胞炎症坏死显著,病情发展快,预后不良。④出血倾向及贫血:因肝脏合成凝血因子减少、门脉高压导致脾大、脾功能亢进、毛细血管脆性增加,失代偿期肝硬化患者可出现鼻出血、齿龈出血、胃肠黏膜弥漫出血、皮肤紫癜等症状。同时,由于营养缺乏、肠道吸收功能下降、失血、脾功能亢进因素,肝硬化患者可出现贫血。⑤内分泌失调:肝脏是诸多激素和大分子物质合成和灭活的重要脏器。肝硬化失代偿期,患者常常出现激素异常导致的内分泌失调表现。其中最常见的为雌/雄激素比例失衡,表现为雌激素增加、雄激素减少,女性患者可出现月经失调,男性可有性欲减退、睾丸萎缩、毛发脱落及乳房发育等。此外,蜘蛛痣和毛细血管扩张、肝掌等也与雌激素增加有关。醛固酮、抗利尿激素等灭活减少可导致水钠潴留,诱发水肿并参与腹水形成。继发性肾上腺素皮质功能减退可促进皮肤,尤其是面部和其他暴露部位皮肤色素沉着。⑥肝脏:失代偿期肝硬化时患者肝脏常缩小,呈结节状,胆汁淤积或淤血性肝硬化到晚期仍可有肝大。

(2)门脉高压的临床表现有以下几种。①脾大、脾功能亢进。②侧支循环建立与开放:常见的侧支循环可形成于食管下端胃底部、肝脏周围、前腹壁脐周、直肠下端肛周、腹膜后等部位,其中以食管胃静脉曲张较为常见,其破裂导致的出血是门脉高压症患者的重要死亡原因之一。十二指肠、小肠和结肠静脉曲张虽然较为少见,但也可出现曲张静脉破裂出血,比如由门静脉系的直肠上静脉和下腔静脉系的直肠中、下静脉吻合而成的痔静脉破裂可导致便血。腹壁及脐周静脉曲张可出现静脉鸣、海蛇头征。③腹水:是门脉高压最突出的临床表现,表现为腹胀、不适、消化不良、腹围增大。腹水出现前很多患者便有腹腔胀气,出现腹水后腹胀症状明显加重,大量腹水时尚可因腹内压力增大导致呼吸困难、气急和端坐呼吸。体格检查可发现腹部膨隆、脐疝,移动性浊音阳性,波动感等。部分患者还可出现肝性胸腔积液,右侧多见,双侧次之,单纯左侧胸腔积液较少。胸腔积液常呈漏出液,形成机制与腹水一致,多见于晚期肝硬化伴低蛋白血症和大量腹水者,可能与胸腔负压和横膈解剖异常有关。④门静脉高压性胃病:是门静脉高压患者发生的胃黏膜的特殊病变,组织学上表现为胃黏膜和黏膜下层血管、毛细血管明显扩张、扭曲而没有明显炎症改变,内镜下表现为各种类型的充血性红斑和糜烂,伴或不伴出血。

(六)辅助检查

1.血常规检查

(1)代偿期正常。

(2)失代偿期常出现白细胞计数和血小板计数减少,尤以血小板计数减少为明显。

2.尿常规检查

(1)代偿期一般无明显异常。

(2)失代偿期可出现尿胆原增加,尿胆红素阳性。

3.肝功能检查

(1)失代偿期可出现总胆红素和结合胆红素升高。

(2)常有白/球蛋白比值倒置。

(3)失代偿期血中总胆固醇特别是胆固醇酯明显降低。

(4)凝血酶原时间是反映肝细胞合成功能的良好指标,肝硬化晚期明显延长。

(5)肝硬化活动时丙氨酸氨基转移酶、天门冬氨酸氨基转移酶升高,酒精性肝硬化患者丙氨酸氨基转移酶/天门冬氨酸氨基转移酶>2。

(6)90%患者谷氨酰转肽酶升高,酒精性肝硬化及合并肝癌时明显升高。

(7)70%碱性磷酸酶升高,合并肝癌时明显升高。

(8)吲哚氰绿排泄试验对临床初筛肝硬化有一定价值,正常人吲哚氰绿潴留率为10%以下,肝硬化患者明显升高,甚至可达50%以上。

4.血清纤维化指标测定

血清Ⅲ型前胶原氨基端肽、Ⅳ型胶原、透明质酸及层粘连蛋白检测有助判断肝纤维化程度。

5.B超检查

（1）肝脏出现不规则的点状回声和肝实质回声不均匀增强。

（2）肝大、腹水、门静脉主干及分支增粗。

（3）多普勒彩色超声可测定门静脉及脾静脉的宽度、血流速度、血流方向以及有无血栓形成。

6.上消化道钡餐检查

上消化道钡餐检查可发现食管及胃底静脉曲张，但诊断敏感性不及内镜。

7.内镜检查

内镜检查可直接观察有无食管及胃底静脉曲张。

8.CT

（1）影像学改变与超声检查所见相似。

（2）对诊断肝硬化无明显的优越性。

（3）当伴有血管瘤或肝癌时在鉴别诊断上具有较大价值。

9.放射性核素检查

（1）^{99m}Tc经直肠同位素扫描测定心/肝比值能间接反映门脉高压和门体分流程度。

（2）由于B超的广泛应用，核素扫描现已少用。

10.腹腔镜检查

腹腔镜检查对肝硬化诊断有重要价值，并可在腹腔镜直视下行肝活检。

11.肝活组织检查

肝活组织检查对肝硬化尤其是早期肝硬化有重要诊断价值。

（七）并发症

1.肝性脑病

肝性脑病是肝硬化最常见的死亡原因。

2.上消化道大出血

出血是肝硬化的重要并发症之一。肝硬化患者上消化道大出血常由于食管胃底曲张静脉破裂所致，但也应考虑其他因素，如门脉高压性胃病、消化性溃疡、急性胃黏膜病变等，急诊内镜检查有助于鉴别。

3.感染

脾功能亢进导致机体免疫力、抵抗力下降；而门脉侧支循环的存在增加了病原体进入机体的机会，因此肝硬化患者易发生各种感染。常见的感染部位包括呼吸道、胆系、泌尿系、胃肠道感染等。肝硬化患者发生结核性腹膜炎和败血症

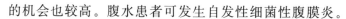

的机会也较高。腹水患者可发生自发性细菌性腹膜炎。

　　4.肝肾综合征

　　肝肾综合征是指肝硬化失代偿期大量腹水时,由于有效血容量不足出现的功能性肾衰竭。临床上表现为自发性尿少和/或无尿、氮质血症、稀释性低钠血症和低尿钠,患者肾功能衰竭为非器质性损害,无肾脏重要病理改变。肝肾综合征是终末期肝硬化常见而严重的并发症,危害严重。

　　5.肝肺综合征

　　肝肺综合征是并发于肝病的肺循环异常所出现的低氧血症。其病因为终末期肝病,包括坏死后性肝硬化、酒精性肝硬化、隐源性肝硬化、慢性活动性肝炎、原发性胆汁性肝硬化和非肝硬化性门脉高压症等。其病理生理特点为肺血管对缺氧刺激的反应性降低,有弥漫性肺内小血管扩张伴。肺内分流,出现与气道疾病无关的通气-血流失衡,气体弥漫障碍和动脉氧分压降低。

　　6.原发性肝癌

　　肝硬化并发原发性肝癌的发生率高达 10%～25%。当肝硬化患者出现下列征象时应该警惕肝癌:①经积极治疗,病情仍发生难以解释的发展和恶化;②出现难以解释的肝区疼痛或发热;③进行性肝脏肿大;④血性腹水;⑤甲胎蛋白持续或进行性升高;⑥超声或 CT 检查发现占位性病变,性质难以明确。

　　7.门静脉血栓形成

　　约 10% 患者可并发门静脉血栓。其原因可能与门脉血流减慢、门静脉硬化或静脉内膜炎等有关。当血栓逐渐缓慢形成于肝外门静脉,或门静脉存在广泛侧支循环时,症状可不明显。应注意的是,因脾脏手术、门静脉系统手术,腹腔感染可引起急性门脉血栓,严重者可引起肠系膜血栓形成,可迅速出现腹水、腹痛、充血性脾大。肝硬化患者如果出现下列情况,应警惕门静脉血栓形成:①腹水突然加重,又可排除自发性腹膜炎时;②腹水程度与血清蛋白水平不相符合;③短期内侧支循环加重,明显充血性脾大而脾功能亢进不明显;④短期内出现肠麻痹、肠坏死、血性腹水;⑤手术时见胃网膜左静脉明显扩张而其他静脉曲张不明显。

　　(八)诊断

　　1.症状

　　(1)早期或代偿期无特异性症状,常在体检或手术中发现,失代偿期可出现明显症状。

　　(2)常有食欲减退、乏力、消瘦、腹胀等症状。

(3)由于凝血因子合成减少和脾功能亢进,常出现牙龈出血、鼻出血、皮肤黏膜出血等,女性可有月经过多。

(4)约 1/3 患者有不规则低热,可能与肝组织坏死、内毒素血症、合并感染或并发肝癌有关。

(5)反复发作的黄疸提示肝硬化活动,而持续加重的黄疸常见于肝硬化终末期。

2.体征

(1)肝功能损害的表现:肝病面容、肝掌、蜘蛛痣、男性乳房发育、皮肤巩膜黄染。

(2)门脉高压表现:腹壁静脉曲张、腹水、胸腔积液及脾大。

(3)肝脏在早期肿大,晚期缩小,因胆汁淤积或淤血引起的肝硬化,肝脏体积常增大。

(九)鉴别诊断

(1)与其他原因所致的肝大鉴别。

(2)与其他原因所致的腹水鉴别。

(3)与其他原因所致的脾大鉴别。

(4)与其他原因所致的上消化道出血鉴别。

(十)治疗

1.一般治疗

(1)休息:①代偿期患者可参加轻工作;②失代偿期尤其是出现并发症者应卧床休息。

(2)饮食:①以高热量、高蛋白质、高维生素及易消化的食物为宜;②严禁饮酒;③有腹水者限制钠盐摄。

2.药物治疗

(1)抗肝纤维化:①青霉胺的毒性反应较大,已不采用;②秋水仙碱有抑制胶原纤维合成的作用,但有使白细胞计数降低等不良反应;③以活血化瘀、软坚为主的中药如丹参、桃仁、红花等有一定疗效;

(2)护肝治疗:①补充多种维生素,如维生素 A、维生素 B、维生素 C、维生素 D、维生素 E、维生素 K 等;②葡醛内酯片有助于肝细胞的结合解毒,熊去氧胆酸具有细胞保护作用,能量合剂、复方氨基酸等均可酌情使用;③降酶退黄药物种类繁多,疗效差异不大,可酌情选用。

3.腹水治疗

(1)控制水和钠盐的摄入:①一般患者不需严格控制水摄入,但对稀释性低钠血症(血钠<130 mmol/L)和顽固性腹水者,每日摄水量应限制在 500 mL 以内;②少量至中等量腹水患者每日钠盐摄入在 2 g 以下;③中等至大量腹水每日钠盐摄入在 1 g 以下;④大量顽固性腹水每日钠盐摄入在 0.5 g 以下。

(2)利尿剂:①循序渐进、联合用药、交替使用;②常用药物为螺内酯、双氢克尿噻及呋塞米等;③螺内酯为首选药物,用量可逐渐增大。

(3)补充清蛋白。

(4)治疗性放腹水:①对难治性大量腹水患者,如一般情况较好,可在 1～2 小时内抽腹水 4～6 L,同时补充清蛋白 20～30 g,有较好疗效;②需严格掌握适应证;③加用螺内酯等利尿药物。

(5)自身腹水浓缩回输:①用于顽固性腹水患者;②心肺功能不全、感染性及癌性腹水不做此治疗;③严格无菌操作。

(6)经颈静脉肝内门体分流术:①适用于顽固性腹水患者,有较好近期疗效,并可降低门脉压;②远期疗效欠佳,术后支架阻塞的发生率高,也可诱发肝性脑病。

第三节 肝脏肿瘤

一、肝脏良性肿瘤

(一)肝血管瘤

(1)肝血管瘤是一种常见的肝脏良性肿瘤,多数属海绵状血管瘤。

(2)肝血管瘤可发生于任何年龄,但常在成年后出现症状。

(3)肝血管瘤多为单发,10%为多发,肿瘤直径多<4 cm,但亦可小至数毫米,大至 30 cm。

(4)肿瘤表面呈暗红色,外有包膜,与周围组织分界清楚,切面呈海绵状,有时可见血栓形成和钙化。

(5)组织学可见由内壁为不同大小扁平内皮细胞的血管管道沟通而成的空隙网,内含红细胞,有时可见血栓。

(6)临床表现:肿瘤<4 cm者多无症状,常于B超体检时偶然发现;肿瘤>4 cm者约40%伴腹部不适,肝区闷胀及消化不良,肿块很少自发破裂。

(7)实验室检查:肝功能一般正常,过大的血管瘤有时可出现消耗性凝血障碍、血小板计数减少和低纤维蛋白原血症。

(8)影像学检查:B超呈典型的边缘清晰的强回声区,可见筛网状回声不均,有时可见钙化;CT增强或延迟扫描呈先有周边过度增强,逐渐向中心填充,呈等密度的典型表现;MRI示T_1加权呈边界清楚的类图形低信号区,T_2加权上瘤灶信号显著增强且均匀升高,而正常肝实质信号明显衰减,瘤/肝信号比呈明显增加的特征性表现。

(9)在确诊有困难而又不能排除肝癌的可能时,可考虑剖腹探查,针刺活检可导致严重出血,故属禁忌。

(10)治疗:①肿瘤>6 cm合并有明显症状,且局限于一叶者,可手术切除;②病灶广泛,无法切除者可予肝动脉结扎或栓塞治疗;③放疗亦有一定的效果。

(二)肝腺瘤

(1)肝腺瘤极罕见,按细胞来源分肝细胞性、胆管细胞性。

(2)胆管细胞性瘤又分为管状腺瘤和囊腺瘤,可单个或多个,直径1~20 cm不等,外观可与正常肝组织相似,但色浅淡,外有包膜。

(3)肝细胞性腺瘤多见于中年女性,多数有长期口服避孕药史,多为孤立结节与周围肝组织边界清楚,常无包膜,色泽呈黄褐色或棕色。

(4)肝腺瘤确诊依靠病理学检查。

(5)治疗:①停服避孕药,腺瘤多不再发展;②肝腺瘤可发生危及生命的破裂内出血,应及早手术切除。

(三)肝囊肿

(1)肝囊肿较常见,分潴留性囊肿和先天性囊肿。

(2)潴留性肝囊肿为肝内某个胆小管由于炎症、水肿、瘢痕或结石阻塞引起分泌增多或胆汁潴留所致,常为单个。

(3)先天性多囊肝常为多个,多无胆汁潴留,50%伴有多囊肾,囊肿大小不等,增长速度缓慢,常在4~50岁后出现临床症状。

(4)囊肿以右肝多见,囊液一般澄清,不含胆汁,囊内可以发生出血或并发感染。

(5)临床表现与囊肿大小、数目有关,囊肿大而多时可出现右上腹胀痛与消化不良症状,肝功能多半正常。

(6)B超见液性暗区,边界清楚,后方回声增强。

(7)CT呈明显低密度区,边界清楚,造影剂无填充。

(8)治疗:①近年来多采用B超引导下囊肿穿刺抽液,囊内无水酒精注入法,简便、安全;②对巨大有压迫症状或囊肿伴感染者,有时仍需手术处理。

(四)肝错构瘤

(1)婴幼儿多见,为肝脏发育畸形所致。成人也可见,易误诊为肝癌。

(2)B超可见中央有回声增强之光带分隔,内伴有大小不等囊性暗区或低回声区。

(3)肝错构瘤应尽可能手术切除。

(五)其他

(1)肝局灶性结节增生、炎性假瘤、肝硬化再生结节与小肝癌鉴别较难。

(2)B超引导下肝穿刺活检可获诊断,但有争议。

(3)外科条件较好的单位可放宽手术探查指征,术中切除病灶,可获得诊断与治疗的双重目的。

二、肝脏恶性肿瘤

(一)原发性肝癌

1.病因与发病机制

(1)病毒性肝炎和肝硬化:①HBV或HCV感染与原发性肝癌关系密切;②原发性肝癌患者血清中HBV标志物阳性率高达90%。HBV的X基因参与肝癌的发生,X基因在肝细胞内的整合可激活多种癌基因如$C\text{-}myc$、$N\text{-}ras$,并抑制抑癌基因P_{53}的活性,激活多种生长因子如转化生长因子α、胰岛素样生长因子-I、胰岛素样生长因子-II的表达,从而导致肝癌发生;③近年来HCV感染与肝癌的关系引起重视,肝癌患者血清中抗HCV的阳性率为5%~8%,而正常人群为低于2%;④肝癌患者80%以上发生在肝硬化基础上,显示肝癌与肝硬化关系密切。

(2)黄曲霉毒素:①流行病学显示肝癌发生可能与黄曲霉毒素对粮食(如花生、玉米)的污染有关,肝癌高发区人群中尿液黄曲霉毒素的代谢产物含量明显增高,用黄曲霉毒素可复制出动物肝癌模型,是动物肝癌最强的致癌物质;②黄曲霉毒素、HBV感染等具有协同致癌作用。

(3)饮水污染:我国肝癌高发区江苏启东的研究显示,饮用沟溏水者肝癌发病率明显高于饮用井水者,可能与沟溏水中一种蓝绿藻产生的微囊藻毒素有关。

(4)遗传因素:原发性肝癌有家族聚集现象,与遗传、肝炎病毒垂直传播以及共同的生活习惯有关。

(5)其他:①酗酒、亚硝胺、碘缺乏也是肝癌发生的重要危险因素;②华支睾吸虫感染与胆管细胞癌的发生有一定关系。

2.病理

原发性肝癌按组织和细胞学类型可分为肝细胞癌、胆管细胞癌和混合型三类。

(1)肝细胞癌的大体分型如下:巨块型(直径≥10 cm)、结节型(直径<10 cm)、弥漫型(全肝弥漫性分布)。

我国肝癌病理协作组提出了肝癌的大体分型:①弥漫型:小的癌结节弥漫性分布于全肝。②块状型:癌块直径≥5 cm,其中≥10 cm者为巨块型。又分为单块型、融合块型和多块型。③结节型:癌结节直径≥3 cm、≤5 cm,又分为单结节型、融合结节型和多结节型。④小癌型:单个癌结节直径≤3 cm,或两个癌结节直径之和≤3 cm,定义为小肝癌。

(2)组织学分型有以下3种。①肝细胞型:占90%,大多伴有肝硬化,癌细胞呈多角形、核大深染、核仁明显,排列成巢状或索状,癌巢间有丰富的血窦。纤维板层样肝癌是一种特殊类型的肝细胞癌,其癌细胞间有平行排列呈板层状的纤维基质,预后较好。②胆管细胞型:占5%~10%,癌细胞多起源于小胆管上皮,细胞呈柱状或立方形,排列成腺体状。③混合型:罕见,组织形态部分似肝细胞,部分似胆管细胞。

(3)肝细胞癌的病理分级主要依据Edmondson分级标准,其主要根据为癌细胞胞质嗜酸性着色程度、胞核大小、核浆比例、胞核深染程度、细胞功能及黏合性状、组织结构等。一般而言,Ⅰ、Ⅱ级肝细胞癌分化高,Ⅲ、Ⅳ级分化低。

Ⅰ级:癌细胞形态与正常肝细胞相似,胞质嗜酸性着色明显,核圆而规则,核仁明显,核分裂少,细胞排列呈索状,索间血窦明显,衬以单层内皮细胞。

Ⅱ级:癌细胞胞质嗜酸性和颗粒性强,略有形态异形,胞核较大,着色深浅不一,核仁明显,核浆比例增大,细胞多呈腺泡状排列,胞质有较多胆汁小滴。

Ⅲ级:癌细胞异形明显,胞质呈嗜碱性着色,核大而不规则,染色质粗,着色不一致,核仁明显,核浆比例明显增大,出现瘤巨细胞,胞质中少见胆汁小滴。

Ⅳ级:癌细胞明显异型性,胞质少,核大着色不均匀,核仁不规则,核浆比例显著增大,细胞排列松散,无一定结构,偶见血窦。

(4)浸润与转移:肝细胞癌生长活跃、侵袭性强,周围血管丰富,容易发生浸润、播散和转移。肝癌细胞的局部播散可导致周围癌结节形成,进而侵犯邻近器官组织(如横膈、胃、结肠、胸腔等)。肝细胞癌循血道在肝内转移可形成多个癌结节。尸检发现60%以上肝细胞癌患者伴肿瘤转移,主要为血行转移,可转移到肺、肾上腺、骨、脑及肾。30%~60%患者门静脉主干或主要分支内有癌栓。70%胆管细胞癌和30%肝细胞癌患者合并淋巴结转移,主要累及肝门、胰周、腹主动脉旁、腹膜后、纵膈和锁骨上淋巴结。肝包膜下肝癌可浸润或破裂进入腹腔,形成种植性转移灶,还可能发生腹膜黏连或血性腹水。

3.临床表现

(1)症状有以下几种。①原发性肝癌可无症状(亚临床期)。②肝区痛:最常见,呈间歇性或持续性钝痛或胀痛,侵犯膈肌时,可放射至右肩背部,向后生长可致右腰痛。突然发生剧痛和腹膜刺激征,提示癌结节包膜下出血或腹腔破溃。③消化道症状:如纳差、消化不良、恶心、呕吐,缺乏特异性。腹水或门脉癌栓可导致腹胀、腹泻。④一般状况:可有消瘦、乏力、全身衰竭,晚期呈恶病质。⑤发热:一般为低热,与癌组织坏死产物吸收有关,有时癌肿压迫或侵犯胆管可致胆管炎。⑥转移灶症状:有时可为首发症状,如肺转移可致咳嗽、咯血、胸痛、胸腔积液,肺动脉癌栓可致肺梗死而突然出现胸痛和严重呼吸困难;阻塞肝静脉或下腔静脉可致Budd-Chiari综合征;骨转移引起局部疼痛或病理性骨折;颅内转移出现相应的症状和定位体征。⑦伴癌综合征:有时可为首发症状,常见的有自发性低血糖、红细胞增多症,罕见的有高钙血症、类癌综合征等。

(2)体征有以下几种。①原发性肝癌可无体征(亚临床期);②肝大:呈进行性,位于肝表面者有时可触及,质地坚硬、结节状、不规则,肝右叶膈顶部癌肿可使右侧膈肌抬高;③脾大:多与合并肝硬化门脉高压有关,门静脉或腔静脉内癌栓或癌肿压迫门静脉或腔静脉也可引起;④腹水:多与合并肝硬化门脉高压有关,有门静脉癌栓者可出现顽固性腹水,腹水多呈淡黄色,也可为血性。血性腹水也可因癌肿破溃或浸润腹膜所致。⑤黄疸:癌肿广泛浸润或合并的肝硬化及肝炎活动均可出现肝细胞性黄疸。当侵犯胆管形成癌栓,肝门部肿瘤或淋巴结转移压迫胆管,可出现阻塞性黄疸。⑥肝区血管杂音:为肿瘤压迫肝内大血管或肿瘤本身血管丰富所致,具有特异性。⑦转移灶相应体征:如锁骨上淋巴结肿大、胸腔积液、骨折、截瘫、偏瘫等。

4.并发症

(1)肝癌破裂出血:肝癌结节进行性生长,穿破肝包膜,出血流入腹腔,引起患者剧烈腹痛、腹胀、冷汗,体检有腹肌紧张、压痛、反跳痛等腹膜刺激征,移动性浊音呈阳性,腹腔穿刺可抽出不凝血。也有的肝癌结节破裂不穿破肝包膜,仅形成包膜下血肿,较少见。肝癌破裂多无诱因,多为自发性破裂,也有因咳嗽、用力排便后腹压增高引起。肝癌破裂出血量大可导致患者死亡,部分患者经保守治疗后血止,部分患者可经手术血止。

(2)上消化道出血:多因合并的肝硬化或门静脉癌栓引起门静脉高压而致食管胃底曲张静脉破裂出血。出血后又会加重肝功能的损害,甚至肝性脑病的发生。

(3)肝性脑病:是肝癌终末期的表现,是由于肝组织受到肝癌的广泛损害所致。另外,消化道出血、感染、大量利尿或放腹水亦能诱发肝性脑病。

(4)其他并发症:感染、胸腔积液等。

5.辅助检查

(1)肝癌标志物有以下几种。①甲胎蛋白:甲胎蛋白仍是当前诊断肝细胞癌最特异的血清标志物,多采用放免法或酶联免疫法检测。正常人$<20~\mu g/L$,肝细胞癌$70\%\sim90\%$增高。假阳性见于以下几种情况。a.妊娠;b.生殖腺胚胎源性肿瘤;c.部分慢性肝炎、肝硬化;d.少数消化道癌如胃癌、结肠癌、胰腺癌。其中慢性肝炎、肝硬化可有$20\%\sim45\%$增高,多在$25\sim200~\mu g/L$,常与甲胎蛋白升高同步,随甲胎蛋白下降而下降,呈"一过性"。②甲胎蛋白异质体:应用亲和免疫电泳测定,将血清甲胎蛋白分成扁豆凝集素结合型和非结合型。结合型甲胎蛋白在慢性肝炎、肝硬化仅占甲胎蛋白总量的$3\%\sim6\%$,而在原发性肝癌占$45\%\sim48\%$。若以结合型 AFP 的比例$\geqslant25\%$为界,对诊断肝癌的特异性可达97%,假阳性率仅3%。③甲胎蛋白 mRNA:近年用逆转录 PCR 检测肝癌患者外周血中甲胎蛋白 mRNA,可间接推测是否发生血行转移。④谷氨酰氨转肽酶同工酶Ⅱ:用聚丙烯酰胺凝胶电泳可将血清谷氨酰氨转肽酶分出$9\sim13$条区带,其中Ⅱ带是原发性肝癌的特异条带。经改良聚丙烯酰胺梯度垂直平板电泳可提高阳性率至90%,特异性达97%,非癌性肝病和肝外疾病假阳性率$<5\%$。⑤异常凝血酶原:肝癌细胞因微粒体内维生素 K 依赖性羧基化功能障碍可产生异常凝血酶原。酶联免疫法检测异常凝血酶原,以$\geqslant250~\mu g/L$为诊断标准,原发性肝癌阳性率为70%,其他良性肝病和转移性肝癌假阳性率极低。⑥α-岩藻糖苷酶:属溶酶体酸性水解酶类,诊断原发性肝癌的阳性率为$70\%\sim80\%$,转移性肝癌、良性肝占位性病变均阴性,但慢性肝炎、肝硬化的假阳性率较高。

(2)肝功能:①肝功能可了解肝功能受损程度,伴肝硬化者可明显异常;②肝功能对肝癌诊断无价值。

（3）肝炎病毒血清标志物：有助病因诊断。

6.诊断标准

（1）国内常用的标准为以下几点。①病理诊断：肝组织学检查证实为原发性肝癌或肝外组织学检查证实为肝细胞癌；②临床诊断：具备下列条件之一，即可诊断为原发性肝癌：a.如无其他肝癌证据，甲胎蛋白放射免疫法≥500 μg/L 持续1月以上；或≥200 μg/L 持续 2 月以上，并能排除妊娠、活动性肝病、生殖腺胚胎性肿瘤及转移性肝癌；b.肝癌的临床表现，加上核素扫描、超声显像、CT、MRI、肝动脉造影、X 线横膈征和酶学检查等有 3 项阳性并排除转移性肝癌和肝良性肿瘤；c.肝癌的临床表现，加上肯定的远处转移灶（肺、骨、锁骨上淋巴结）或血性腹水中找到癌细胞并排除转移性肝癌。

（2）临床诊断标准：①甲胎蛋白＞400 μg/L，能排除妊娠、生殖系胚胎源性肿瘤、活动性肝病及转移性肝癌，并能触及肿大、坚硬及有大结节状的肝脏肿块或影像学检查有肝癌特征的占位性病变。②甲胎蛋白＜400 μg/L，能排除妊娠、生殖系胚胎源性肿瘤、活动性肝病及转移性肝癌，并有 2 种影像学检查有肝癌特征的占位性病变，或有 2 种肝癌标志物阳性及 1 种影像学检查有肝癌特征的占位性病变。③有肝癌的临床表现并有肯定的肝外转移病灶（包括肉眼可见的血性腹水或在其中发现癌细胞）并能排除转移性肝癌。

（3）临床分期。

我国分型分期方案如下。

单纯型：临床和化验无明显肝硬化表现。

硬化型：有明显的肝硬化临床和化验表现。

炎症型：病情发展快，伴有持续性癌性高热或谷丙转氨酶持续升高一倍以上。

Ⅰ期（早期、亚临床期）：无明确肝癌症状和体征。

Ⅱ期（中期）：超过Ⅰ期标准而无Ⅲ期证据。

Ⅲ期（晚期）：有明确恶病质、黄疸、腹水或远处转移之一。

国际抗癌联盟的 TNM 分期如下。

Tx：原发肿瘤不能评价。

T0：无原发肿瘤的证据。

T1：单个肿瘤结节，无血管浸润。

T2：单个肿瘤结节，伴血管浸润；或多个肿瘤结节，最大直径≤5 cm。

T3：多发肿瘤结节，最大直径≥5 cm；或肿瘤侵犯门静脉或肝静脉的主要分支。

T4:肿瘤直接侵犯除胆囊以外的临近器官;或脏层腹膜穿孔。

N_x:局部淋巴结不能评价。

N_0:局部淋巴结无转移。

N_1:局部淋巴结有转移。

M_x:远处转移不能评价。

M_0:无远处转移。

M_1:有远处转移。

根据 T、N、M 的不同情况分为 Ⅰ～Ⅳ 期。

Ⅰ 期:$T_1 N_0 M_0$

Ⅱ 期:$T_2 N_0 M_0$

ⅢA 期:$T_3 N_0 M_0$

ⅢB 期:$T_4 N_0 M_0$

ⅢC 期:$T_{1-4} N_1 M_0$

Ⅳ 期:$T_{1-4} N_{0-1} M_1$

我国新的分期标准如下。

Ⅰa:单个肿瘤最大直径≤3 cm,无癌栓、腹腔淋巴结及远处转移;肝功能分级 Child A。

Ⅰb:单个或 2 个肿瘤最大直径之和≤5 cm,位于半肝,无癌栓、腹腔淋巴结及远处转移;肝功能分级 Child A。

Ⅱa:单个或 2 个肿瘤最大直径之和≤10 cm,位于半肝,或单个或 2 个肿瘤最大直径之和≤5 cm,在左、右两半肝,无癌栓、腹腔淋巴结及远处转移;肝功能分级 Child A。

Ⅱb:单个或 2 个肿瘤最大直径之和>10 cm,位于半肝,或单个或 2 个肿瘤最大直径之和>5 cm,在左、右两半肝,或多个肿瘤无癌栓、腹腔淋巴结及远处转移;肝功能分级 Child A;肿瘤情况不论,有门静脉分支、肝静脉或胆管癌栓和/或肝功能分级 Child B。

Ⅲa:肿瘤情况不论,有门静脉主干或下腔静脉癌栓、腹腔淋巴结或远处转移之一;肝功能分级 Child A 或 B。

Ⅲb:肿瘤情况不论,癌栓、转移情况不论,肝功能分级 Child C。

7.鉴别诊断

(1)转移性肝癌:①有原发病灶的临床表现;②少有 HBV/HCV 感染等背

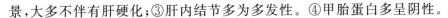

景,大多不伴有肝硬化;③肝内结节多为多发性。④甲胎蛋白多呈阴性。

(2)慢性肝炎、肝硬化:①少数慢性肝炎、肝硬化甲胎蛋白也可升高,但通常不超过 200 μg/L,呈"一过性",且往往伴有谷丙转氨酶显著升高,而原发性肝癌的血清甲胎蛋白持续上升,常超过 400 μg/L,甲胎蛋白与谷丙转氨酶呈曲线分离现象;②甲胎蛋白异质体检测扁豆凝集素结合型甲胎蛋白<25%;③影像学检查也有助于鉴别;

(3)肝脓肿:①有发热、肝区疼痛和压痛表现,外周血白细胞总数及中性粒细胞计数增高;②B 超、CT 提示脓肿的液性暗区,四周有较厚的炎症反应区;③B 超引导下诊断性穿刺;④抗生素试验性治疗有助于确诊。

(4)肝血管瘤:①90%为单发,直径多<4 cm;②常在腹部 B 超体检时发现,多无症状,生长缓慢;③肝功能一般正常,甲胎蛋白阴性;④B 超呈典型的边缘清晰的强回声区,可见筛网状回声不均,有时可见钙化;⑤CT 增强或延迟扫描呈先有周边过度增强,逐渐向中心填充,呈等密度的典型表现;⑥MRI T_1 加权呈边界清楚的类图形低信号区,T_2 加权上瘤灶信号显著增强且均匀升高,而正常肝实质信号明显衰减,瘤/肝信号比呈明显增加的特征性表现。

(5)腺瘤样增生、肝硬化再生结节、局灶性结节增生:与小肝癌的鉴别较为困难,应定期随访,必要时可行 B 超引导下穿刺活检。

8.治疗

(1)手术切除是延长患者生存期的关键,也是肝癌治疗的首选方法。手术适应证:①病变位于一叶或半肝;②无明显黄疸、腹水或远处转移;③肝脏代偿功能尚好;④心肺肾功能耐受。对包膜完整、无播散子灶、无血管癌栓的大肝癌,可考虑一期切除;对伴有门脉主干癌栓的肝癌,目前也开始尝试肝切除+门静脉取栓术;对不能切除的大肝癌,可采用综合治疗的方法,待肿瘤缩小后再行二步切除;对根治术后复发的肝癌也可采用再切除术。

(2)肝动脉栓塞化疗:是目前公认的肝癌非手术治疗的首选方法,可使患者生存期平均延长 8~10 个月。主要适用于不能切除或术后复发而不能再手术者。近年也用于肝癌根治术后复发的预防,可降低复发率、延长生存期。对肝功能严重失代偿者禁忌肝动脉栓塞化疗,对门脉主干有癌栓阻塞者施行肝动脉栓塞化疗仍有争议。目前多采用碘化油混合化疗药或 90 钇微球栓塞肿瘤远端血供,再用明胶海绵栓塞肿瘤近端肝动脉,致使肿瘤病灶缺血坏死,并使之难以建立侧支循环。化疗药物常用顺铂 80~100 mg,加 5-氟尿嘧啶 1 000 mg 和丝裂霉素 10 mg,剂量可根据患者具体情况加减。肝动脉栓塞化疗一般 1~2 个月施行

1次,前3次的治疗效果较好。

(3)局部治疗:B超引导下经皮肝穿刺瘤内局部治疗技术近年来发展迅速。无水酒精局部瘤内注射主要适用于肿瘤直径≤3 cm,结节数在3个以内伴有肝硬化而不能手术的肝癌,对小肝癌有可能治愈;瘤结节≥5 cm者效果较差。除无水酒精外,还可应用50%醋酸等瘤内注射。其他局部治疗方法尚有激光治疗、射频消触、微波固化、高强度聚焦超声、冷冻等,利用局部产生的高热或低温,导致肿瘤组织坏死。

(4)放射治疗:适用于肿瘤仍局限,但不能切除的肝癌,如能耐受较大剂量,其疗效较好。目前主张采用局部超分割放疗、立体定向适形放疗与质子放疗。与中药合用可提高疗效。

(5)导向治疗:应用特异性抗体或亲肿瘤的化学药物为载体,标准核素或与化疗药物或毒素交联进行导向治疗,能较多地杀伤肿瘤细胞而较少损伤正常组织,但临床尚缺乏成熟方法。

(6)化疗:不主张全身化疗(不良反应大而疗效差),多采用肝动脉结扎插管化疗或栓塞化疗,以顺铂为首选,5-氟尿嘧啶、多柔比星、丝裂霉素、依托泊苷等联合用药。

(7)生物治疗:基因重组细胞因子如IL-2、IFN、TNF以及LAK细胞、肿瘤浸润淋巴细胞对防治肝癌术后复发转移可能有较大价值,可配合其他方法联合应用。肝癌疫苗的研究已开始进入临床试验,肝癌基因治疗仍处于实验研究阶段。

(8)中医中药:扶正祛邪,适用于晚期患者;可改善机体全身情况,并可配合手术或放化疗,以减少不良反应并提高疗效。

(9)肝移植:适用于因肿瘤部位或肝功能失代偿而不能切除的小肝癌,以及肝功能进行性衰竭的复发性肝癌。手术方式除标准原位肝移植术外,还可采用背驮式、减体积性和活体部分肝移植以及脏器联合移植。目前存在的主要障碍是脑死亡立法、供肝短缺、费用昂贵、合并HBV/HCV感染及肝癌复发等问题。

(二)肝脏其他恶性肿瘤

1.转移性肝癌

肝脏血流丰富,其他部位癌肿容易转移至肝脏,转移性肝癌发生率较原发性肝癌为多。

原发灶依次为胃癌、肺癌、结肠癌、胰腺癌等。特点及其诊断:①肝内多发结节,包膜完整,边界清晰;②很少伴有HBV/HCV标记物阳性或伴肝炎和肝硬化;③有原发灶的症状和体征,少数患者可始终发现不了原发灶部位;④血清甲胎蛋白阴性或轻度升高;⑤有独特的影像学特征,如 B 超显示"牛眼征"。治疗:①根除原发灶,肝内单结节或邻近数个结节转移灶可手术切除;②肝动脉栓塞化疗;③局部瘤内无水酒精治疗(直径<3 cm,转移结节数<3 个)。

2.肝肉瘤

肝肉瘤很少见,多见于儿童和老年男性。儿童发病可能与先天性或胚胎性结缔组织异常发育有关。病理类型以纤维肉瘤为多,尚有平滑肌肉瘤和淋巴肉瘤。病程发展急剧。

3.肝血管内皮瘤

肝血管内皮瘤较少见,高度恶性,先天性,见于婴儿。病理可见肝脏有大小不等充血的血窦,并衬有大小不等染色过深的内皮瘤细胞,腔内可见血栓形成。患者肝脏可迅速增大,出现腹胀、腹痛,肝区可闻及血管杂音,肿瘤破裂时可有血腹。

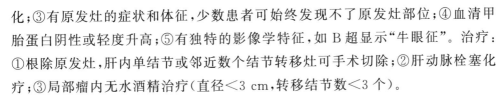

第四节　胆囊结石与胆囊炎

一、胆石症

(一)病因

目前胆石症病因尚未完全明确。可能与以下因素有关。

1.营养及代谢因素

调查发现,长期营养过剩、进食过多精细碳水化合物和高脂食物、膳食纤维摄入少,胆固醇结石发病率高。摄食减少可以引起胆囊动力下降,导致胆泥淤积。肥胖者体内胆固醇合成增加。50%重度肥胖者手术时发现患有胆石症。体重迅速下降导致肝脏合成胆固醇增多,胆盐吸收减少,黏蛋白分泌减少,胆囊动力下降,容易形成胆固醇结石。胆固醇结石与高密度脂蛋白水平降低也有关,高甘油三酯血症比肥胖更易引起胆固醇结石。

2.胃肠道疾病或手术

回肠切除、结肠全切或次全切的患者由于胆盐的肠肝循环受损,容易形成胆结石。胃切除术患者胆石症发病率增高。回肠克罗恩病患者由于回肠吸收胆盐减少结肠吸收胆红素增加,容易形成胆色素结石。

3.细菌和寄生虫感染

细菌感染在棕色胆色素结石形成过程中起到了一定作用,通过电子显微镜发现大多数棕色胆色素结石中含有细菌。在亚洲国家,棕色胆色素结石与寄生虫感染如华支睾吸虫和蛔虫感染有关,常常形成肝内胆管结石。长期以来认为细菌感染在胆固醇结石发病中起的作用非常小,但是研究发现在胆固醇结石中发现了细菌的 DNA。

4.年龄、性别和雌激素

胆固醇结石发病率随着年龄的增加逐步升高,这可能与胆汁中胆固醇含量增加、胆盐分泌减少有关。到 75 岁时,大约有 20％的男性和 35％的女性患有胆固醇结石。50～70 岁的人群更容易出现临床症状。50 岁以前,女性胆固醇结石发病率是男性的 2 倍。经产妇发病率高于未产妇。长期服用避孕药的女性以及绝经后女性服用雌激素后胆固醇结石患病率增高。前列腺癌患者服用雌激素后胆汁中胆固醇含量增加。

5.基因

胆石症患者的亲属胆石症发病率增高,而且与年龄、体重及饮食无关。载脂蛋白 E 的等位基因与胆固醇结石发病率相关。

6.药物

长期服用考来烯胺增加胆盐的流失,促进胆石形成。氯贝丁酯增加胆固醇的分泌,结石发病率高。13％～60％肢端肥大症患者由于长期应用奥曲肽治疗出现胆固醇胆结石。

7.其他

(1)肝硬化:肝硬化患者胆石症发病率约为 30％,尤其是 Child 分级 C 级的肝硬化患者和酒精性肝硬化患者,具体病因不明。

(2)孕妇:胆囊排空功能障碍,胆石症发病率增高。

(3)糖尿病:胆石症患者糖尿病发病率增高,糖尿病患者胆石症发病率也增高,高胰岛素血症可能与胆石症有关。

(4)慢性溶血性疾病:如遗传性球形红细胞增多症、镰状细胞病、心脏人工瓣膜,易患黑色胆色素结石。

(二)发病机制

1.胆汁成分改变

胆汁成分除水以外,主要含胆固醇、胆盐、脂肪酸等,其中胆汁中胆固醇含量增加是形成胆结石的基本病因。

2.胆汁淤滞

胆汁粘稠、排泄不畅及胆道运动功能失调均可致结石形成。

3.胆道感染

胆道发生感染,可大量产生β-葡萄糖醛酸酶,易促进结石形成。而感染和炎症造成的脱落细胞、碎屑等则可成为结石核心而形成结石。

(三)病理

胆石分为胆固醇性结石、胆色素性结石、混合性结石。

1.胆固醇性结石

胆固醇性结石多发生在胆囊内,胆固醇含量占各种成分70%以上,X线平片不显影。

2.胆色素性结石

胆色素性结石多发生在肝内、外胆管中,胆色素占各种成分40%以上,X线平片多不显影。

3.混合性结石

混合性结石多发生胆管中,胆囊内也可发生,由胆色素、胆固醇和钙盐等混合而成,X线平片上多可显影。

(四)临床表现

1.胆囊结石

40%左右患者无任何症状,仅在B超体检时发现。有症状患者可表现右上腹不适、嗳气、消化不良、厌油等。如果结石嵌顿于胆囊管可出现胆绞痛,常放射到右肩部,伴恶心、呕吐、寒战、发热。胆绞痛发作后1～2天内可出现轻度巩膜黄染,梗阻解除后黄疸可自行消失。胆绞痛发作时右上腹明显压痛、反跳痛和肌紧张,有时可触及肿大的胆囊。胆囊结石可并发急性胆囊炎、胰腺炎、胆石性肠梗阻等。

2.肝内胆管结石

可无症状或仅表现为消化不良;急性发作时可出现高热、上腹痛,有肌紧张,患侧肝脏肿大、触痛,肝区叩击痛;若合并胆总管结石或胆囊结石,则可表现为胆总管结石或胆囊结石症状;可并发化脓性胆管炎,甚至肝内多发脓肿、败血症等。

3.胆总管结石

发病率随年龄增长而升高,女性多见,男女比为1∶2;可无症状或仅表现为消化不良;典型症状为夏科三联征,即右上腹痛、高热、黄疸;腹痛为阵发性绞痛,常伴恶心、呕吐；黄疸为梗阻性，梗阻解除前可进行性加重；查体可见皮肤、巩膜黄染，肝脏肿大有压痛，约 1/3 患者可触及肿大的胆囊，有压痛；若病情发展，中毒症状进一步加重，可出现瑞罗茨五联征，即在夏科三联征基础上出现血压下降及精神异常；可并发化脓性胆管炎、败血症、急性胰腺炎、胆汁性肝硬化等。

(五)辅助检查

影像学检查对于胆石症的诊断和定位都是比较准确的。

1.腹部 X 线片

在胆石症中有 10%～15% 的结石因含钙盐较多，不透 X 线，腹部平片可使其显影，称为阳性结石。胆囊结石表现：①多发和多面形的，形如石榴子样的阴影，多聚集在一起，偶可见充满整个胆囊；②小而形态不规则的阴影，其边缘形似胆囊底部；③大而圆或类圆形的增密阴影，中间可见星形裂隙，可单发或多发；④较大的、中间透亮周围有钙化或近方形的阴影。

2.超声检查

超声检查是诊断胆结石最常用的辅助手段。胆囊结石的超声图像为活动性良好的强回声光点，后方有声影。超声检查诊断胆囊结石的准确性超过 90%，对于直径超过 2 mm 的结石超声诊断的特异性超过 95%。超声检查对于急性胆囊炎的诊断也非常有价值，超声图像显示为胆囊增大，胆囊壁增厚＞4 mm。超声检查还可检测出胆泥淤积。超声、墨菲征、胆周积液对诊断急性胆囊炎有一定的价值。

3.CT 检查

CT 对于诊断胆石症的价值有限，但是可以发现胆囊结石的并发症，如胰腺炎、胰周积液、胆囊穿孔、脓肿形成。

4.内镜逆行胰胆管造影和超声内镜检查

内镜逆行胰胆管造影和超声内镜检查对诊断胆管结石的敏感性和特异性非常好，大于 90%。如果高度疑似胆总管结石，内镜逆行胰胆管造影是最佳的检查手段，因为可以随之进行治疗。磁共振胰胆管造影对诊断 5 mm 以上的胆总管结石的敏感性和特异性为 90%～95%，适合于排除诊断胆管结石。

5.MRI 和磁共振胰胆管造影检查

普通 MRI 检查对于诊断胆囊结石价值有限。磁共振胰胆管造影能够对胆道系统进行三维重建检查，应用价值较大。磁共振胰胆管造影诊断胆总管结石的敏感性达到 95%。

(六)治疗

1.非手术疗法

(1)口服胆酸溶石:常用的药物为鹅脱氧胆酸和熊脱氧胆酸。本类药物主要适用于胆固醇类结石,尤其直径<1.5 cm 者;以及胆囊显影有收缩功能者,和非孕妇、肥胖及肝病患者。

(2)其他口服类溶石剂:①肝胆辅助胆胶囊;②胆固醇合成限速酶抑制剂

(3)接触溶石:①甲基叔丁醚;②二甲基亚砜

(4)碎石疗法有以下 2 种。①体外冲击波碎石;(2)体内碎石:可经胆道镜或体腔引流窦道置入带超声、激光、等离子体、液电压等能源的碎石探头行体内直接接触碎石。

(5)经内镜的胆石综合治疗:可借胆道镜、十二指肠镜直接取石、碎石、溶石或各种方法相结合的综合治疗。

2.手术治疗

(1)胆囊切除术:有症状的胆囊结石患者的主要治疗方法。若同时合并急性胆囊炎,可在控制炎症的同时早期手术。疑有慢性胆囊炎者,经过详细检查除外其他原因引起的症状后也可手术。渗出较多,操作困难或同时探查胆总管者,应留置胆囊床引流和 T 管引流。

(2)腹腔镜胆囊切除术

(3)胆总管切开探查、取石术:凡术中探查时直接触诊胆总管发现结石、术前有典型的夏科三联征或胰腺炎史、术中胆管造影或术前超声、内镜逆行胰胆管造影、经皮肝穿刺活检或 CT 检查证实有胆总管结石者为胆总管探查术的绝对指征。取石后,还应行术中造影复查,确保无结石残留,然后安置 T 管引流。

(4)开腹或内镜下 Oddi 括约肌切开取石术:用于治疗并取出胆总管下端嵌顿结石,以恢复胆肠之间的通畅引流。若胆总管下端已成瘢痕狭窄,则必须于切开取石后加做胆总管与十二指肠或空肠吻合术以防止括约肌切开继发胰腺炎及胆管狭窄。

(5)肝叶切除术:多用于治疗肝内胆管结石长期嵌顿、压迫以至于患肝已萎缩废用者。

二、胆囊炎

(一)病因及发病机制

1.急性胆囊炎

急性胆囊炎 90% 是由于胆结石梗阻胆道引起,而细菌感染多为继发。结石梗阻胆道后,胆囊内胆汁淤积浓缩,高浓度胆盐损害胆囊黏膜引起炎症;同时,损伤的胆囊上皮可释放磷酯酶 A,水解卵磷脂,生成溶血卵磷脂,加重对黏膜的损害。其他非结石因素,包括胆道扭转、创伤、手术等致胆囊排空延缓,引起胆囊壁损害。

2.慢性胆囊炎

慢性胆囊炎 70%由胆囊结石引起,也可由急性胆囊炎反复发作迁延所致,另外因胆囊运动功能障碍、感染、胰液反流等长期刺激慢性起病。由于长期反复炎症可致胆囊壁纤维化、萎缩或增生肥厚、囊腔缩小、功能障碍或丧失。

(二)病理

1.急性胆囊炎

胆囊壁和/或胆道壁充血水肿及炎性渗出,胆汁混浊或呈脓性,严重者胆囊扩大,胆囊壁坏疽或穿孔形成胆瘘。

2.慢性胆囊炎

胆囊壁增厚、纤维化、黏膜破坏、胆囊萎缩。

(三)临床表现

1.急性胆囊炎

(1)起病急,中上腹或右上腹持续性疼痛,阵发性加剧,伴恶心、呕吐,严重者可呕出胆汁,疼痛可放射到右肩,多发生在夜间,常以饱餐、脂餐为诱因。

(2)多数中度发热,若出现化脓或坏疽时可出现高热,严重者可发生中毒性休克。

(3)约 1/3 患者可出现黄疸。

(4)多数患者右上腹压痛明显,有肌紧张,可有反跳痛,墨菲征阳性。

(5)1/3～1/2 患者可触及肿大而有压痛的胆囊。

(6)少数可并发胆源性肝脓肿、胆囊肠瘘等。

2.慢性胆囊炎

(1)大多症状较轻,仅在 B 超体检时发现。

(2)常见症状为上腹部饱胀、嗳气、胃灼热、反胃、右上腹隐痛、厌油等。

(3)重者可有反复发作胆绞痛,可伴恶心,少有呕吐、黄疸。

(4)常仅有右上腹压痛或无阳性体征。

(四)辅助检查

1.实验室检查

血清学检测没有明显的特异性。85%的患者白细胞计数增高,但在服用抗生素或老年患者中可能无增高。约50％患者胆红素增高,可能与胆色素经受损的胆囊黏膜进入血液循环或由于胆囊周围炎症过程继发胆总管括约肌痉挛引起胆道系统生理性梗阻有关。当评估疾病的严重程度时,应测定胆红素、肌酐、尿素氮及凝血酶原时间的值。

2.影像学检查

(1)胆道核素造影:急性胆囊炎的特异性检验是用锝(^{99m}Tc)氨基二乙酸衍生物进行胆道核素造影(^{99m}Tc-IDA 扫描)。其对于急性结石性胆囊炎的诊断敏感性几乎为100％,特异性为95％。在急性胆囊炎时,可能是因胆囊出口或胆囊管梗阻导致胆囊不显影。该检查还可发现胆总管或肝总管的完全梗阻,但是其分辨能力的程度却不足以对结石或其他病变进行鉴别。

(2)腹部超声结果如下。①早期:多为胆囊稍增大、壁稍增厚。②急性化脓性胆囊炎:a.胆囊肿大,壁毛糙。b.黏膜水肿,出血和炎症浸润:可见胆囊壁弥漫性增厚,呈"双边"影。c.胆囊积脓的表现:腔内透声差,内可见稀疏或致密的细小或粗大的弱强回声点,不形成沉积带。部分患者胆汁可无异常。d.常伴有胆囊结石或胆囊颈部结石嵌顿。e.急性胆囊炎发生穿孔时,可见胆囊壁局部外膨或回声缺损,胆囊窝局限性积液以及包裹的大网膜强回声。f.胆囊壁内动脉血流明显减少。g.超声墨菲征阳性。

(五)诊断与鉴别诊断

1.急性胆囊炎

根据患者腹痛的特点及腹部检查时的压痛反跳痛的部位及墨菲征,结合 B超发现胆囊肿大、壁厚、腔内胆汁黏稠等常可及时作出诊断。无石性胆囊炎因有外伤、感染中毒等危重病史,病情发展快的特点常易漏诊,但若记住此病的可能性只要借助 B超便可确诊。

需与急性胆囊炎鉴别的病:①急性溃疡病发作或穿孔(可通过 X线平片、胃镜检查鉴别);②急性胰腺炎(淀粉酶测定及 B超、CT 检查可区分两者);③高位急性阑尾炎(靠体检及 B超鉴别)。此外,还应与右下叶肺炎、肾盂肾炎或右肾结石及肝脓肿、肝肿瘤等作鉴别。

2.慢性胆囊炎

凡有胆石症及慢性消化不良症状者,必须先经过各项检查排除胃、十二指肠器质疾病后方可诊断本病。

(六)治疗

各型胆囊炎均应施行手术(开腹或腹腔镜胆囊切除)治疗。手术或采取以下方法。①早期胆囊切除术：保守观察(禁食、胃管减压、药物抗感染)1～2天后即手术，是目前主要的治疗方式；②或稳定期胆囊切除术：先保守观察稳定后2～3个月再手术，治疗周期较长，不够经济。

第五节　胆道系统其他常见疾病

一、胆管结石

(一)结石成分

胆管结石分为原发性和继发性两种。原发性胆管结石是指原发于胆管系统(包括肝内胆管)内的结石，结石的性质大多为含有多量胆红素钙的色素性混合结石。继发性胆管结石可起源于胆囊，结石由胆囊移行至胆总管而形成，其化学组分主要为胆囊结石的成分，富含胆固醇。因慢性胆汁淤积而形成的胆石，如胆管狭窄近端的结石，为色素性结石。

(二)临床表现

胆管结石可表现为腹痛、发热、寒战、阻塞性黄疸和胰腺炎。一般而言，结石引起的阻塞性黄疸伴有疼痛，而恶性梗阻导致的阻塞性黄疸呈无痛性，但胆管结石偶尔也可呈无痛性黄疸，此时，不易与恶性胆道梗阻者的表现鉴别。胆管结石引起的腹痛常与胆囊疾病引起者相似，疼痛多位于剑突下或右上腹部，但压痛常较轻。胆管结石也可以感染为表现，其与恶性梗阻相比较，更易并发胆管炎，典型者可表现为夏科三联征即腹痛、发热和黄疸。发生败血症者可表现为寒战、高热、白细胞计数升高、休克、反应迟钝，预示生命垂危，需要急诊处理。胆囊切除术患者可在术后数天内出现胆总管结石的症状，结石可能是术前即已存在或术中由胆囊经胆囊管移行而来。患者也可在胆囊切除术后数十年出现胆总管结石的症状，结石常多发或大(直径3～4 cm)。胆囊小结石比大结石容易发生胰腺炎，因小结石易经胆囊管掉入胆总管而使胰管开口部梗阻。

(三)辅助检查

(1)有症状的胆总管结石患者的肝功能试验多出现异常，与结石是否阻塞胆管有关。

(2)生化异常包括血清谷丙转氨酶、谷草转氨酶、血清碱性磷酸、γ-谷氨酰转移酶升高,可不出现高胆红素血症,若血清淀粉酶明显升高提示合并胰腺炎。

(3)急性胆管梗阻早期,特别是合并胆管炎时,血清谷丙转氨酶、谷草转氨酶明显升高,其升高幅度可超过血清碱性磷酸、γ-谷氨酰转移酶,易误诊为肝炎,但后者可伴有乳酸脱氢酶明显升高,而血清碱性磷酸正常或接近正常。

(4)且急性胆管梗阻引起的谷丙转氨酶、谷草转氨酶升高,即使梗阻持续存在,也会迅速下降,并随转氨酶下降,血清碱性磷酸、γ-谷氨酰转移酶升高。

(5)如有感染征象(发热、寒战和白细胞计数升高)时必须行血培养,胆管炎多为革兰阴性菌或肠球菌感染所致。

(四)影像学检查

(1)B超和CT可显示胆管扩张,无胆管扩张并不能除外胆总管结石。

(2)CT发现结石的阳性率高于B超,超声对远端胆总管不能很好显示、不易发现结石。CT检查高度怀疑胆管结石者,应避免口服阳性造影剂,因其可能掩盖胆管远端结石影而致漏诊。

(3)磁共振胆胰管造影的诊断率可望高于CT,并有可能取代经内镜逆行胰胆管造影,但磁共振胆胰管造影费用较高,且不具备治疗功能。

(4)超声内镜对胆总管结石有较高敏感性,诊断方面可与经内镜逆行胰胆管造影相当,但其痛苦较大和治疗功能不足使其应用受限。

(5)直接胆管造影仍是目前胆管结石的确诊手段,以经内镜逆行胰胆管造影最常用,可清楚显示结石大小和数目。

(五)治疗

1.非手术治疗

主要是术前准备,包括抗生素的使用、解痉、利胆、保肝及纠正凝血功能异常、维持水电解质稳定、加强营养等治疗。

2.手术治疗

(1)经内镜乳头括约肌切开取石。该法主要针对因胆总管下段相对狭窄引起的结石。行经内镜逆行性胰胆管造影过程中,于内镜下乳头切开后用取石网篮放入胆总管套取结石,不需开腹、创伤小。但需要必备的设备和技术条件,适用于胆总管下段直径在1 cm以内的结石,若结石直径较大,则需要具备碎石设备。术后警惕胰腺炎的发生,术后禁食水并预防性使用抗生素及生长抑素。但是如果合并胆囊结石的患者,仍应该切除胆囊。

(2)纤维胆管镜的应用。术中利用纤维胆管镜探查(腹腔镜胆囊切除时通过胆囊管探查胆总管结石,开腹手术时通过胆总管探查分支肝管结石)、取石能够有效降低残石率；如果术后发现残留结石，也可在术后 8 周经 T 管取石。

（3）胆总管探查取石。对于诊断明确的肝外胆管结石，目前仍以胆总管切开探查取石、T 管引流为主；对于部分肝内胆管结石，可切开高位胆管探查取石，如有条件术中最好常规行纤维胆管镜探查取石。此外，术中应探明有无狭窄，并行相应处理，常规放置 T 管引流。如急诊手术以解除梗阻，T 管引流通畅为主要目的。术后 2～3 周行 T 管造影明确有无结石残留，如有结石残留可于术后 8 周窦道形成后经窦道行纤维胆管镜取石；如无结石残留可继续观察 4 周，复查 T 管造影，明确无结石残留后拔除 T 管。尚未完全明确诊断的胆总管探查指征：①典型的梗阻性黄疸并胆管炎；②术前或术中胆管造影疑有结石或异物；③术中触及肝外胆管结石或异物感；④术中胆管穿刺抽出脓性胆脂；⑤胆管明显扩张并有明显临床症状者。

（4）胆肠引流。结石合并胆总管下段病变难以解除，而上段胆管通畅者可行内引流。其中胆总管十二指肠直接吻合术简单、方便，但术后逆行感染常见，适用于不能耐受复杂手术的患者；胆管空肠 Roux-en-Y 吻合术，逆行感染较少，适用范围广，比较常用。

（5）肝部分切除。该法适用于局限于一叶、段的胆管结石难以取出，或并发相应叶、段胆管明显狭窄、纤维化、萎缩者。

（6）对于复杂的肝内胆管多发结石，常需要多种术式联合应用，根据结石和胆管以及肝脏病变的具体情况分别选择肝部分切除、肝门胆管成形、胆肠 Roux-en-Y 吻合、U 形管支撑等形式的联合手术，对于此种手术应常规留置 T 管，术后 T 管的管理同前。

二、胆囊癌

(一)病因与发病机制

1.胆囊结石

(1)胆囊癌患者 90% 以上伴有胆囊结石，但仅 1% 胆囊结石患者发生胆囊癌。

(2)结石＞3 cm 者发生胆囊癌的危险性可能性会增加 10 倍。

(3)结石在胆囊癌发生中的作用可能与结石引起的慢性刺激和炎症有关。

(4)结石的成分似不影响胆囊癌的发生。

2.胆总管囊肿(或囊性扩张)

(1)囊肿与所有胆道癌肿形成有关。

(2)危险性随年龄增大而增加。

(3)癌肿发生可能与胰胆管合流异常有关,胆总管囊肿常伴有胰胆管合流异常。

(4)外科切除胆囊和胆总管囊肿可防止反流和胆汁淤积,清除癌肿发生的危险因素。

3.胰胆管合流异常

(1)3B 型异常(胰管和胆总管有一段较长共用通道)可显著提高胆囊癌发生的危险性。

(2)合流异常可能与胰液反流或胆汁淤积有关。

4.致癌物作用

5.雌激素

雌激素可增加胆囊结石的发病率。

6.伤寒杆菌携带者

伤寒杆菌携带者引起胆囊癌可能与慢性刺激和炎症有关。

7.瓷器样胆囊

胆囊壁钙化的患者,无论有否症状,均应行胆囊切除术。

8.胆囊息肉

(二)病理学

1.组织学分类

腺癌占 90%,鳞癌(腺鳞癌)和其他非上皮性恶性肿瘤各占 5%。腺癌中硬癌约占 65%,乳头状腺癌 15%,粘液腺癌 10%。

2.转移途径

(1)原发肿瘤局部扩散。

(2)淋巴途径转移:首先转移至胆囊邻近的淋巴结包括胆囊管、胆总管周围和肝门部淋巴结,进一步转移至胰腺后和腹主动脉周围淋巴结。

(3)静脉途径转移:沿胆囊静脉直接引流入肝实质和门静脉属支。

(4)直接侵犯:可侵犯邻近脏器如肝总管、十二指肠和结肠。

(三)临床表现

早期无明显症状和体征,多在体检和普查时发现,少数在胆囊切除后才发现。进展期患者 80% 以上出现腹痛,病程常在 1 个月内,难与急性胆囊炎鉴别。此外,可有恶心、呕吐(50%)、体重减轻(40%)和黄疸(30%~40%)。体检可发现右上腹包块、肝大和黄疸。

(四)辅助检查

1.肝功能检查

胆囊癌伴胆道梗阻时可出现异常。

2.肿瘤标志物

缺乏可靠指标。

3.B超检查

B超检查的敏感性为 $75\% \sim 80\%$,可见胆囊壁增厚、囊腔内不规则包块、息肉样肿物和结石,10% 患者可无异常。

4.CT检查

类似B超,可显示胆囊壁增厚或包块等。对病变范围的确定优于B超,可显示肝脏或邻近器官侵犯、肝转移、淋巴结和血管受累以及胆道梗阻等。

5.MRI检查

MRI检查略优于CT。

6.超声内镜检查

超声内镜检查可以确定病变范围、周围淋巴结转移等。

7.胆道造影

经内镜逆行胰胆管造影或经皮肝穿刺胆管造影均可提供胆道梗阻的证据,可见肝总管狭窄。

8.血管造影

血管造影可了解邻近大血管(门静脉、肝动脉)受侵情况,有助评估可切除性。

9.对比增强螺旋CT

对比增强螺旋CT可非侵入性了解邻近大血管(门静脉、肝动脉)受侵情况。

10.术前活检和组织细胞学检查

B超引导下细针穿刺活检可明确包块性质;胆汁细胞学和细胞刷检的诊断价值低。

(五)鉴别诊断

应与急慢性胆囊炎、胆囊息肉、结石、腺瘤、腺肌病等相鉴别;还应与肝门部肿瘤和胆囊转移癌鉴别。

(六)治疗

1.非手术治疗

(1)病变广泛或有转移者不考虑手术治疗。

（2）梗阻性黄疸者可置入塑料或金属支架内引流或置硅胶管内外引流。

（3）腹痛者应按癌痛三阶梯治疗，晚期剧痛时可肘静脉留置麻醉泵或经皮腹腔神经阻滞麻醉。

2.手术治疗

（1）腹腔镜胆囊切除术：术前怀疑有胆囊癌者属禁忌；术前发现为胆囊癌者应改为开放式手术；术后病理确诊为胆囊癌者，则应根据组织学所见调整治疗，若肿瘤局限于黏膜层，切除胆囊即可，否则应再行开放式手术。

（2）怀疑胆囊癌的外科治疗：切除率仅为 $15\%\sim30\%$，若肿瘤局限于黏膜层，切除胆囊即可。若癌肿侵及胆囊全层，切除范围应包括胆囊、肝脏第Ⅴ段和第Ⅳ段前部以及肝门部、胆总管周围和胰腺后等淋巴结。

3.术后辅助治疗

目前缺乏疗效肯定的方法，单药或多药联合化疗，有效率仅约 10%。有报道高剂量局部放疗或选用高选择性动脉内丝裂霉素 C 灌注治疗可延长患者生存期。

三、胆管癌

（一）病因与发病机制

1.Caroli 病或胆总管囊肿

患胆管囊性病变者的胆管癌发病率高达 $2.5\%\sim28.0\%$，且其发生较无胆管囊性病变者早 $20\sim30$ 年。下列因素可能与胆管癌发生有关：①胰胆管交叉处合流异常，致胰液反流入胆管；②胆汁淤滞；③囊肿内细菌感染、慢性炎症和结石形成。

2.华支睾吸虫（肝吸虫）感染

在我国可能与生食（或半生）某些鱼类、河蟹有关。吸虫寄生于肝内胆管（很少在肝外胆管），可阻塞胆汁流，引起胆管周围纤维化、胆管增生、狭窄和结石形成。

3.肝结石病

$5\%\sim10\%$肝结石病患者可发生胆管癌。肝结石致胆汁淤滞、胆汁菌症和囊性扩张可能是发生胆管癌的危险因素。一般认为胆囊结石与胆管癌发生无关。

4.原发性硬化性胆管炎

在硬化性胆管炎患者尸检中发现 40% 有胆管癌，因硬化性胆管炎行肝移植手术的患者中有 10% 发现有胆管癌。硬化性胆管炎患者发生胆管癌时常表现为进行性黄疸和病情迅速加重。并发胆管癌者预后差，中位生存期常小于 1 年。

5.溃疡性结肠炎

溃疡性结肠炎患者的胆管癌发病率为 0.14％～1.40％,比一般人群高 400～1 000 倍,且胆管癌发生较非溃疡性结肠炎者早 20 年。发生胆管癌者溃疡性结肠炎一般为全结肠受累,病程长。

6.二氧化钍

数十年前曾作为一种造影剂在临床应用,可释放 α 射线,静脉注射后可终生滞留于网状内皮系统。平均 35 年后可发生胆管癌。

7.其他

可能的相关因素尚有石棉、异烟肼、甲基多巴、口服避孕药、多氯联苯物等。

(二)病理

1.组织学分类

腺癌占 95％以上,其他组织类型很少见,如鳞癌、粘液上皮癌、囊腺癌、类癌和平滑肌肉瘤。腺癌的组织类型以结节性腺癌最常见,其他有硬癌、弥漫浸润性腺癌和乳头状腺癌(常为多灶性)。

2.发生部位

肝外胆管癌占 94％,而肝内胆管癌仅占 6％,肝外胆管癌以发生在上 1/3(近端至胆囊管)处最多,占 56％～58％,中 1/3(胆囊管至胰腺)和下 1/3(胰腺内)分别占 13％～17％和 18％,另有 7％～13％呈弥漫性分布。

3.转移途径

以直接侵犯最常见(70％),可侵犯至邻近肝脏、门静脉、肝动脉、胰腺或十二指肠。50％以上患者可发生肝脏和/或腹膜转移。75％～80％患者有局部淋巴结转移。

4.临床分期

美国癌症分期联合委员会胆管癌分期标准如下。

0 期:原位癌;

Ⅰ期:肿瘤仅侵及黏膜层和肌层;

Ⅱ期:侵及全肌层,浆膜层以外无肿瘤生长;

Ⅲ期:局部淋巴结转移;

Ⅳ:侵及邻近器官或发生远处转移。

(三)临床表现

1.症状

早期多无症状;进展期 90％以上出现黄疸,可有皮肤瘙痒、体重减轻、上腹

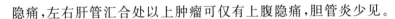

隐痛,左右肝管汇合处以上肿瘤可仅有上腹隐痛,胆管炎少见。

2.体征

黄疸、肝大、远端胆管癌可触及肿大的胆囊。

(四)辅助检查

1.肝功能检查

(1)总胆红素、结合胆红素、碱性磷酸酶、谷氨酰转肽酶显著升高,胆道长期梗阻者可出现凝血酶原时间延长

(2)肿瘤标志物:血清 CEA、CA19-9 可增高,但单一指标价值有限;有报道血清肿瘤标志物指数(CEA×40＋CA19-9)则对胆管癌的诊断准确率达 86％;胆汁 CEA 水平可鉴别胆管良恶性病变,并可据其消长判断手术效果与病情发展;甲胎蛋白不升高。

2.影像学检查

(1)B 超或 CT:肝门部肿瘤可见肝内胆管扩张,胆囊缩小,肝外胆管和胰腺正常。胆总管远端肿瘤可见肝内外胆管均扩张,胆囊肿大。原发肿瘤灶常难发现。

(2)MRI:发现原发肿瘤灶的敏感性较 B 超或 CT 高;磁共振胰胆管造影则有助确定肿瘤的部位和范围。

(3)胆道造影:经内镜逆行胰胆管造影和经皮肝穿刺胆管造影可帮助确定肿瘤的部位和范围,两者均适用于胆总管远端肿瘤。经皮肝穿刺胆管造影能更好确定近端胆管癌的范围。

胆管造影可预测近端胆管癌的可切除性,其阳性预测值为 60％。

(4)血管造影:有助了解肝动脉、门静脉等大血管有无梗阻及周围情况,其阳性预测值约 71％。胆道造影与血管造影联合检查对胆管癌诊断的总阳性预测值为 79％。

(五)治疗

1.非手术治疗

病变广泛或有转移者不考虑手术治疗。可置入塑料或金属支架内引流或置硅胶管内外引流治疗梗阻性黄疸。近端胆管癌常需两侧(左右肝管)引流。

2.姑息性手术治疗

治疗目的主要是缓解症状。近端胆管癌可术中扩张置入塑料支架或行 Roux-en-Y 胆总管空肠吻合术。远端胆管癌可行肝管空肠吻合术和胃空肠吻合术。

3.根治性手术治疗

肝内胆管癌手术方式类似肝细胞癌治疗方式,采用标准的肝叶切除术。肝门周围胆管癌需切除左右肝管汇合处以上肝管,以确保切缘无肿瘤。远端胆管癌需行胰十二指肠切除术,其围手术期死亡率<4%,并发症发生率30%~40%。

4.术后辅助治疗

化疗和/或放疗的价值有限。有报道术后外照射联合铱-192 内照射并不提高肝门周围胆管癌的生存期。但有学者主张对远端胆管癌患者术后可给予辅助性化疗和放疗。

第四章

胰 腺 疾 病

第一节　胰腺解剖与生理

胰是人体第二大消化腺,由外分泌部和内分泌部组成。胰的外分泌部(腺细胞)能分泌胰液,胰液经主胰管和副胰管汇集后,排泄到十二指肠降部。内含多种消化酶(如蛋白酶、脂肪酶及淀粉酶等),有分解、消化蛋白质、脂肪和糖类等作用;其内分泌部即胰岛,散在于胰实质内,胰尾部较多,主要分泌胰岛素,调节血糖浓度。

胰可分头、颈、体、尾 4 部分,各部之间无明显界限。头、颈部在腹中线右侧,体、尾部在腹中线左侧。

胰头为胰右端膨大部分,位于第 2 腰椎体的右前方,其上、下方和右侧被十二指肠包绕。在胰头的下部有一向左后上方的钩突,将肝门静脉起始部和肠系膜上动、静脉夹在胰头、胰颈与钩突之间。胰头肿大时,可压迫肝门静脉起始部,影响其血液回流,可出现腹水、脾大等症状。在胰头右后方与十二指肠降部之间常有胆总管经过,有时胆总管可部分或全部被胰头实质所包埋。当胰头肿大压迫胆总管时,可影响胆汁排出,发生阻塞性黄疸。

胰颈是位于胰头与胰体之间的狭窄扁薄部分,长 2.0～2.5 cm。胰颈的前上方邻接胃幽门,其后面有肠系膜上静脉通过,并与脾静脉汇合成肝门静脉。由于肠系膜上静脉经过胰颈后面时,没有来自胰腺的小静脉注入其中,因此行胰头十二指肠切除术时,可沿肠系膜上静脉前面与胰颈后面之间进行剥离以备切断胰腺。

胰体位于胰颈与胰尾之间,占胰的大部分,略呈三棱柱形。胰体横位于第 1

腰椎体前方,故向前凸起。胰体的前面隔网膜囊与胃后壁相邻,故胃后壁癌肿或溃疡穿孔常与胰体粘连。

胰尾较细,行向左上方至左季肋区,在脾门下方与脾的脏面相接触。因胰尾各面均包有腹膜,此点可作为与胰体分界的标志。由于胰尾与脾血管一起,位于脾肾韧带两层之间,故在脾切除结扎脾血管时,应注意勿损伤胰尾。

胰管位于胰实质内,偏背侧,其走行与胰的长轴一致,从胰尾经胰体走向胰头,沿途接受许多小叶间导管,最后于十二指肠降部的后内侧壁内与胆总管汇合成肝胰壶腹,开口于十二指肠大乳头,偶尔单独开口于十二指肠腔。在胰头上部常可见一小管,行于胰管上方,称副胰管,开口于十二指肠小乳头,主要引流胰头前上部的胰液。

第二节　急性胰腺炎

一、病因

(一)梗阻与反流

1.胆道疾病

由于胆道疾病所导致的急性胰腺炎称为急性胆源性胰腺炎。我国为胆石症多发国家,急性胆源性胰腺炎的病因主要有胆道结石、胆固醇沉积、炎症、胆道寄生虫感染、胆道术后、胆管肿瘤、先天性胆总管囊肿、胆总管囊性扩张等,尤以胆石症为最常见。

2.胰管阻塞

胰管结石或蛔虫、胰管狭窄、肿瘤等可引起胰管梗阻,导致胰液排泄障碍及胰管内压增高,胰腺腺泡破裂,胰液与消化酶溢入间质,引起急性胰腺炎。

3.十二指肠乳头附近的病变

如邻近乳头的十二指肠憩室梗阻性黄疸综合征、Bilroth Ⅱ式胃大部切除术后的输入襻综合征、肠系膜上动脉综合征等,常伴有十二指肠腔内压增高和Oddi括约肌功能障碍,使十二指肠内容物,主要是胆汁反流入胰管,导致急性胰腺炎。

(二)大量饮酒和暴饮暴食

大量饮酒和暴饮暴食可以导致胰腺外分泌过度旺盛、引起十二指肠乳头水

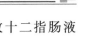

肿和Oddi括约肌痉挛、剧烈呕吐时有十二指肠压力骤然增高,导致十二指肠液反流,从而诱发急性胰腺炎。慢性嗜酒者,常有胰液蛋白沉淀,形成蛋白栓子堵塞胰管,导致胰液排泄不畅和胰管内压力增高。

(三)手术与创伤

常见于胆胰或胃手术后、腹部钝挫伤,因直接或间接损伤胰腺实质与血液循环供应,导致急性胰腺炎,又称手术后胰腺炎。

(四)内分泌与代谢性疾病

1.高脂血症

高脂血症可引起或诱发急性胰腺炎,这类患者均有乳糜微粒血症和高前β脂蛋白血症。

2.高钙血症

任何引起高钙血症的原因,如甲状旁腺功能亢进、维生素D过量等,可引起胰管钙化、胰液分泌增加、促使胰蛋白酶原激活转变为胰蛋白酶,从而诱发急性胰腺炎。

3.其他

妊娠、尿毒症、糖尿病酮症昏迷等,也偶可并发急性胰腺炎。

(五)感染因素

急性胰腺炎可发生于多种细菌或病毒感染之后,这是由于细菌或病毒经血液或淋巴进入胰腺组织导致炎症,也可由于邻近脏器感染蔓延所致。多见于流行性腮腺炎,有时病毒性肝炎、柯萨奇病毒感染也可伴发急性胰腺炎。

(六)药物

药物性胰腺炎约占急性胰腺炎总病因的5%。常见的有硫唑嘌呤、肾上腺皮质激素、噻嗪类利尿剂、四环素、磺胺、雌激素等。

(七)遗传因素

遗传性胰腺炎常在一个家族中多人发病。

二、发病机制

(一)胰酶的激活和释放

胰腺各种消化酶被激活所致的胰腺自身消化,这是急性胰腺炎最基本的发病机制。正常胰腺分泌的消化酶有两类:一类为具有生物活性的淀粉酶、脂肪酶等;另一类为不具活性的酶原,如胰蛋白酶原、糜蛋白酶原、弹力蛋白酶原、磷脂酶原A、激肽酶原等。各种蛋白酶原进入十二指肠后,在肠激酶作用下,首先激活胰蛋白酶原,形成胰蛋白酶。胰蛋白酶一旦形成,便启动各种酶原活化的级联反应,使各种胰消化酶原被激活。在生理情况下,胰腺血液循环丰富,胰腺腺泡和胰管内含有一种胰蛋白酶抑制物质,与血浆中原有的 α_1-抗胰蛋白酶、抗糜蛋白酶等均可抑制胰蛋白酶的活性,使胰腺分泌的各种酶原进入十二指肠前,不致被胰蛋白酶所激活。这是一种使胰腺避免自身消化的生理性防卫作用。

已知在各种病因作用下,胆汁或十二指肠液反流、细菌毒素、缺血与缺氧等因素参与下,胰腺自身消化的防卫作用被削弱,胰腺消化酶原被激活,即导致胰腺自身消化的病变过程:其中起主要作用的消化酶有磷脂酶 A_2、胰弹力蛋白酶和激肽酶等,胰蛋白酶与脂肪酶起协同损害作用。磷脂酶 A_2 使卵磷脂转变成具细胞毒的溶血卵磷脂,能使胰腺细胞和红细胞膜磷脂层破坏,造成胰腺组织坏死与溶血;弹性蛋白酶可水解、破坏血管壁的弹力纤维,致使胰腺出血和血栓形成;激肽酶使血中激肽原转变为激肽和缓激肽,导致血管扩张和血管壁通透性增加,引起微循环障碍、休克,激肽还可产生剧烈的内脏疼痛;脂肪酶参与胰腺及周围组织脂肪坏死、液化作用。上述消化酶共同作用,造成胰腺实质及邻近组织的病变,细胞的损伤和坏死又促使消化酶释放,形成恶性循环。消化酶和坏死组织液,又可通过血液循环、淋巴管途径输送到全身,引起多脏器损害。

(二)炎性介质和细胞因子

近年来实验研究提示,急性胰腺炎的发生和发展过程中,炎性介质和细胞因子起着重要的介导作用。

当胰腺发生坏死和炎症时,某些炎症细胞和胰腺组织释放炎症介质和细胞因子,其中研究较多的是白介素(IL-1、IL-6、IL-8)、TNF-α 以及转移生长因子。巨噬细胞为促炎细胞因子(IL-1、IL-6、TNF-α)和抗炎细胞因子(IL-4、IL-10)的来源。IL-6 是急性反应相蛋白质,IL-8 又是中性粒细胞和巨噬细胞的趋化物质,吸引更多的中性粒细胞和巨噬细胞至炎症区域,包括胰腺、肺、肾脏,释放和激活更多的细胞因子和炎症介质,从而引发炎症级联反应。中性粒细胞释放大量氧自由基破坏组织,以及协同其他炎症介质加重炎症反应。已有动物试验证实,应用 TNF-α 抗体、IL-1 受体拮抗剂、重组 IL-10 均可以减轻实验性急性坏死性胰腺炎的组织损伤程度。

血小板活化因子是一种与花生四烯酸代谢密切相关的脂质介质,体内血小板活化因子主要来源于血小板、巨噬细胞、粒细胞、内皮细胞的合成。血小板活化因子可以被磷脂酶 A_2 激活,产生致血小板和中性粒细胞凝聚、释放超氧化物等生物活性作用,启动中性粒细胞和内皮细胞的相互作用,有利于中性粒细胞进入组织间隙。血小板活化因子可以使血管通透性增加,还可增强内毒素所致的组织损伤,是急性胰腺炎发病中的一种重要介质。

近年来发现的核转录因子 κB 是一类能与多种细胞因子启动子部位的 κB 位点结合,并增强这些基因转录的蛋白质。有研究表明 κB 参与急性胰腺炎的发病机制,并且被抑制活化后可以改善急性胰腺炎的病变程度。

有研究发现,急性胰腺炎时同时存在补体系统的激活,而且其中间或终末产物被认为是急性胰腺炎发病的重要调节介质。在实验性坏死性胰腺炎中有血清 C_3、C_4 水平的下降,而急性胰腺炎患者血清 C_{3a}、C_{5a} 的水平增高且与疾病严重程度呈正相关。

(三)微循环障碍

胰腺微循环障碍在重症急性胰腺炎以及并发的多器官衰竭中起重要作用,包括血管通透性的增加、胰腺血流的减少、血管内血栓形成及中性粒细胞-内皮细胞的相互作用。在急性胰腺炎早期,胰腺血管收缩,随后血管扩张并伴有组织缺血、缺氧。缺血组织所产生的氧自由基及中性粒细胞激活是缺血细胞损伤发生的介质。缺血-再灌注损伤被认为急性胰腺炎时一种潜在的损伤因素。有动物实验表明应用血管活性药物(如丹参、川芎嗪)可改善急性胰腺炎的血液循环紊乱,又可改善细胞膜功能。

(四)感染和"第二次打击学说"

重症急性胰腺炎患者的细胞免疫功能减退,$CD4^+$ 和 $CD8^+$ 淋巴细胞明显减少。由于包括血小板活化因子在内的细胞因子共同作用使肠道的血管通透性增加,出现肠道动力障碍,肠道菌群紊乱,肠黏膜免疫功能受损,肠黏膜上皮细胞过度凋亡等诸多因素的作用促使肠屏障功能受损,肠道细菌移位至肠系膜、腹腔淋巴结和血液循环,再从这些部位到达胰腺引起坏死胰腺组织继发感染。而感染反过来又激活巨噬细胞引起高细胞因子血症,在内毒素、IL-1 及 TNF-α 的诱导下,IL-6、IL-8 再度释放并激活,IL-8 趋化吸引更多的中性粒细胞积聚于胰腺、肺、肾及其他主要器官组织内,导致多器官功能衰竭,构成了"第二次打击"学说。

三、病理

急性胰腺炎的病理变化,一般分为 2 型。

(一)急性间质型

此型最常见,约占 90%。肉眼见胰腺肿大、颜色苍白、质地坚硬。病变可累及部分或全部胰腺。显微镜下组织学检查可见间质水肿、充血和急性炎性细胞浸润。实质细胞变化不大,有时可见少量腺泡坏死,血管变化不明显。

(二)急性坏死型

此型少见,但其病变比水肿型严重。胰腺肿大变硬、腺泡及脂肪组织坏死、血管出血坏死是本型的主要病变特点。肉眼可见胰腺有灰白色或黄色斑块状脂肪坏死灶,如出血严重则胰腺呈棕黑色,并有新鲜出血区;脂肪坏死可累及周围组织,如肠系膜和腹膜后间隙,称为钙皂斑。病程长者,可并发脓肿、假性囊肿或瘘管形成。组织学检查见胰腺坏死病变呈间隔性或小叶周围分布,坏死灶外周有炎性细胞浸润。常见静脉炎、淋巴管炎和血栓形成。

四、临床表现

(一)症状

1.腹痛

主要临床症状,常在饱餐或酗酒后 1~2 小时突然起病,开始为持续性上腹痛,阵发性加重,疼痛常为钝痛、胀痛、钻顶样痛、绞痛或刀割样疼痛。疼痛可向腰背部放射,使用一般的止痛剂无效,前倾坐位或屈膝侧卧可部分减轻疼痛。

2.恶心、呕吐

呕吐物为食物或胆汁,偶有患者可吐出蛔虫,呕吐的程度与疾病的严重程度一致。呕吐后腹痛常不能缓解。

3.腹胀

腹胀的程度与疾病严重程度呈正相关。大部分患者 3~5 天内无排气排便,随病情好转,肠蠕动逐渐恢复。重症者通常腹胀明显,或并发麻痹性肠梗阻。若腹胀症状不缓解,则可诱发肠源性感染和肠屏障功能衰竭。

4.发热

中度发热,少数为高热,通常不伴寒战,发热一般持续 3~5 日。如发热持续不退或逐渐升高,常提示继发感染(如胆道、肺部)或并发胰腺坏死组织感染及胰腺脓肿可能。

5.黄疸

一般在病初 24 小时内不出现黄疸,起病后第 2~3 日内由于胰头炎症水肿压迫胆总管可出现一过性阻塞性黄疸,多在几日内消退。

6.低血压、休克

休克患者可出现烦躁不安、皮肤呈大理石花斑样发绀、四肢湿冷、血压下降、脉搏细速。休克一般在起病后 3~4 日内发生;暴发型者可在发病后短时间内出

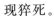

现猝死。

(二)体征

1.全身状况

轻型患者一般情况可;重症患者因为发热、剧烈腹痛、恶心呕吐等,常出现急性面容,情绪焦虑,表情痛苦,体检可发现脉率增快,呼吸急促,甚至血压下降。

2.轻型

患者腹部体征较少,上腹有压痛,但是无反跳痛和腹肌紧张。

3.重症

患者上腹部压痛明显,当胰腺与胰周大片坏死渗出或并发胰腺脓肿时,上腹部可扪及肿块,并伴有反跳痛与肌紧张,若出现腹膜炎时则全腹显著压痛和肌紧张。有麻痹性肠梗阻时,肠鸣音听诊稀少而低调。少数患者因胰腺及坏死组织液穿过筋膜与肌层渗入腹壁下,可见肋侧腹部皮肤呈灰紫色斑(Grey-Turner征)或脐周皮肤青紫(Cullen征)。胰液渗入腹腔及肠系膜,或经过腹膜后途径进入胸导管,则产生腹水和胸腔积液(左侧多见)。患者常有低钙血症,部分可出现手足搐搦。

五、并发症

急性胰腺炎的并发症多见于重症患者,临床上可分为局部和全身并发症。

(一)局部并发症

1.急性积液

急性积液见于急性胰腺炎早期,胰腺渗出至胰腺周围组织引起胰周围含酶液体的积聚,无肉芽组织或纤维组织壁形成,可分为局限性或弥漫性,无菌性和感染性。急性液体积聚多见于重症患者,发生率为30%～50%,大多数的积液可以自行消退,少数发展为胰腺囊肿或假性囊肿。

2.胰腺脓肿

脓性液体在腹腔内的局限性聚积,常位于胰腺附近,伴或不伴有胰腺组织坏死。一般发生在病后2～3周,此时高热不退,持续腹痛,出现上腹部肿块,血清淀粉酶持续升高等表现。

3.假性囊肿

该病变常在病后3～4周形成,系胰腺坏死组织或脓肿内容物在胰腺内、外液化积聚听致,多位于胰腺体尾部,囊壁为肉芽组织或纤维组织,无上皮覆盖。由肉芽或纤维组织构成的清晰囊壁是假性囊肿和急性积液的区别。假性囊肿内容物富含胰酶,囊壁破裂或有裂隙时,囊内胰液流入腹腔,是产生胰源性腹水的主要原因,此种腹水淀粉酶水平高。

(二)全身并发症

重症急性胰腺炎在病后数天内可出现多种严重并发症,病死率极高。多器官功能衰竭是重症急性胰腺炎病程各个时期的主要致死原因,包括急性肺损伤和急性呼吸窘迫综合征、急性肾衰竭、循环功能衰竭(表现为心律失常或心力衰竭)、消化道出血、胰性脑病等。其他并发症有败血症及真菌感染、糖尿病、血栓性静脉炎、皮下或骨髓脂肪坏死、弥散性血管内凝血、演变为慢性胰腺炎等。

六、辅助检查

(一)实验室检查

1.白细胞计数

多有血白细胞计数增高和粒细胞核左移现象,白细胞计数达$(10\sim20)\times10^9/L$。病程初期白细胞计数增高并非感染所致,而是全身炎症反应表现之一,但是病程第 2 周后仍有白细胞计数增高,则提示坏死胰腺组织继发感染或并发胰腺脓肿可能。

2.血清淀粉酶测定

测定血清淀粉酶是诊断急性胰腺炎最简单而又敏感的方法,约 90% 的患者出现血清淀粉酶升高。一般在发病 6~8 小时血淀粉酶开始上升,18~24 小时后到达高峰,持续时间 3~5 日。约 50% 的急性胰腺炎患者血淀粉酶可升高 5 倍或 5 倍以上,一般常超过正常的 3~4 倍,血淀粉酶的升高水平和胰腺病变严重程度不一定成比例,因此临床上不能根据血淀粉酶的水平高低来评估急性胰腺炎的严重程度。

3.尿淀粉酶测定

急性胰腺炎时发病 12~24 小时后尿淀粉酶开始升高,可持续 1 周左右,偶有超过 10 日以上才恢复正常。尿淀粉酶的测定比血淀粉酶稍敏感,测定尿淀粉酶可以补充测定血淀粉酶的不足,对诊断上有一定帮助。但是由于尿淀粉酶的特异性较差,临床上对于单纯尿淀粉酶增高,则通常不考虑急性胰腺炎的诊断。在急性胰腺炎合并肾功能不全时,由于肾脏对淀粉酶的清除能力降低,尿淀粉酶可以增高不明显或正常。

4.血清脂肪酶测定

血清脂肪酶升高时间较晚,所以对早期诊断价值不如淀粉酶,但是其特异性优于后者。

5.血清正铁血白蛋白

在重症急性胰腺炎时常为阳性,有助于早期判断急性胰腺炎的预后。

6.C反应蛋

C反应蛋白是组织损伤和炎症的非特异性标志物,C反应蛋白值的变化与急性胰腺炎的预后分数呈正相关,所以C反应蛋白的监测有助于估计急性胰腺炎的严重性。通常认为C反应蛋白>250 mg/L,提示广泛的胰腺坏死。

7.生化检验

50%急性胰腺炎患者可有糖耐量曲线异常。高胆红素血症约见于10%急性胰腺炎患者,多为一过性,可于发病后4～7天恢复正常,如果是胆源性胰腺炎,胆道梗阻因素不解决,则表现为持续性高胆红素血症。血清谷草转氨酶、乳酸脱氢酶可增高。血钙降低约见于25%急性胰腺炎患者,若血钙<1.8 mmol/L则为预后不良征兆。部分重症急性胰腺炎患者由于胰腺周围渗出明显,可出现低白蛋白血症。

8.水、电解质及酸碱平衡紊乱

呕吐频繁者可出现代谢性碱中毒。重症患者常有脱水及代谢性酸中毒,可伴有血钾、血镁降低。

9.血气分析

急性胰腺炎患者可出现低氧血症,若动脉氧分压低于60 mmHg,则应警惕急性呼吸窘迫综合征的发生。

(二)影像学检查

1.腹部超声

B超检查可见胰腺弥漫性增大,光点增多,回声减弱。胰腺重度水肿时可呈无回声或散在回声,在其后部回声增强。而且B超对是否伴有胆石症或胆道蛔虫有较大诊断价值。但是B超有时可受到胃肠道内积气干扰,有些病例常显示不出胰腺的轮廓;或有的轻型病变在超声图像上也可能看不出异常改变,因此正常的声像图不能排除急性胰腺炎的诊断。

2.腹部CT扫描及增强CT

急性胰腺炎时腹部普通CT扫描(平扫)表现为胰腺实质的密度降低(即CT值降低),胰腺体积增大,胰腺周围浸润。而增强CT扫描则可清楚地显示胰腺坏死区域的存在及坏死的范围、程度。坏死组织及液化区为非灌注区,其他表现则为显影增强。而且CT扫描对于并发腹膜炎、胰腺脓肿或假性囊肿的诊断亦有相当帮助。

3.逆行胆胰管造影

逆行胆胰管造影可以了解胆道系统有无异常,如结石、狭窄等,同时也可了解胰管情况,通常在急性炎症完全恢复后进行。

4.X线腹部平片

X线腹部平片可发现肠麻痹或麻痹性肠梗阻的征象,表现为横结肠充气,腰大肌线模糊或消失,上腹部软组织密度增高,十二指肠或小肠节段性扩张。

七、诊断

满足以下三个条件中的两个即可诊断为急性胰腺炎:①持续剧烈的上腹痛发作,合并或不合并后背放射痛;②血清淀粉酶或脂肪酶活性大于正常值的3倍;③腹部增强CT、MRI或超声检查提示出现急性胰腺炎特征性表现,如胰腺肿胀、坏死,胰周液体聚集或坏死形成等。

八、治疗

(一)一般治疗

1.心理治疗

急性胰腺炎患者病程长,尤其是重症或中重症患者,有效的心理干预对稳定患者情绪,提高治疗的依从性,改善预后能起到积极的作用。

2.镇静镇痛治疗

减少不良刺激、降低交感过度兴奋、降低代谢及氧耗,对维护器官功能有积极的作用。应根据患者情况的不同采用不同的镇静镇痛药物。对于烦躁不安、呼吸急促的患者可联合予以苯二氮䓬类药物及右美托咪定,气管插管的患者可予以丙泊酚。对于气管插管的患者可考虑阿片类药物,未行气管插管的患者可考虑非甾体类药物。

3.液体治疗

恢复有效循环。复苏液首选乳酸林格液,对于需要快速复苏的患者可适量选用代血浆制剂。扩容治疗需避免液体复苏不足或过度,应注意监测腹压以及呼吸的改变。

4.营养支持

急性胰腺炎患者应尽早予以肠内营养,但应同时兼顾腹压以及肠道功能的情况。在腹压高或肠梗阻等情况下,肠内营养无法实施,或肠内营养不足等情况时应予以静脉营养补充。

5.抗生素使用

急性胰腺炎患者不推荐预防性使用抗生素。

6.器官支持治疗

器官支持治疗主要针对急性胰腺炎早期炎症反应导致的器官衰竭以及后期感染再次出现器官衰竭后的相关支持治疗技术。主要包括呼吸机的使用以及持续性血液滤过等。

7.经内镜逆行性胰胆管造影术的应用

对于急性胰腺炎同时合并持续性黄疸、胆管炎的患者应考虑实施经内镜逆行性胰胆管造影术,行乳头切开并取出梗阻的结石。

(二)外科治疗

1.治疗的适应证

(1)感染性胰腺坏死。

(2)无菌性坏死在以下情况时积极干预,包括:①消化道梗阻,如胃排空障碍、小肠梗阻以及胆道梗阻;②症状持续存在,如持续疼痛或腹部不适。

2.治疗时机的选择

无论感染性坏死或无菌性坏死,清创引流应尽量推迟到发病的 4 周以后。不足 4 周的可通过穿刺引流控制感染过渡到 4 周以后。

3.治疗方式的选择

坏死组织清除技术主要包括以下几种:穿刺引流、微创手术以及传统开腹手术。微创手术主要包括硬镜胰腺或胰周坏死组织清除术、软镜胰腺或胰周坏死组织清除术以及视频辅助下小切口胰腺或胰周坏死组织清除术。硬镜主要为肾镜或腹腔镜技术,肾镜胰周坏死组织清除术多采用腹膜后入路,也可培育窦道采用经腹腔入路进行坏死组织清除。软镜主要为胃镜或胆道镜技术。视频辅助下小切口手术主要在腰部根据胰腺或胰周坏死所在部位进行小切开(通常在 5 cm左右),在视频辅助下伸入手术器械如卵圆钳清除坏死组织。

第三节　慢性胰腺炎

一、病因及发病机制

酒精是引起慢性胰腺炎的主要原因,在西方国家 70%～80% 的病例与长期酗酒有关。研究证明,在经常酗酒的人中,慢性胰腺炎的发病率比不酗酒的人高50倍。酒精导致慢性胰腺炎主要集中在其代谢产物对胰腺的毒性作用、加速和促进腺泡细胞的坏死、胰腺星形细胞的激活和胰腺纤维化以及遗传易感性等方面。尽管如此仍然只有5%～10%慢性饮酒者会进展为慢性胰腺炎,目前比较公认的观点是环境因素、遗传因素加上慢性饮酒以及它们之间的相互作用共同参与了慢性胰腺炎的发病过程。

吸烟是慢性胰腺炎的另外一个独立危险因子,它能增加慢性胰腺炎的复发率。动物实验证实吸烟可导致胰腺腺泡结构减少、炎性细胞浸润、导管过度增生、纤维化形成和谷胱甘肽过氧化物酶活性下降,从而导致胰腺炎症发生。

胆道系统疾病常见的胆系疾病包括胆石症、胆胰壶腹括约肌功能紊乱、急慢性胆囊炎和胆管炎等,这些胆系疾病引起的胰液引流不畅导致胰腺炎。炎症或结石所致的胆胰管交界处狭窄或梗阻,直接导致胰液引流不畅,胰液大量积存于胰管中,引起胰管内高压,胰腺腺泡和小导管发生破裂,使胰液外溢,损伤胰腺组织和导管系统,胰管发生扭曲变形,造成炎症或梗阻。

4%的甲状旁腺功能亢进症并发慢性胰腺炎,可能与高钙血症有关,因此慢性胰腺炎患者必须检测血钙浓度,特别在胰腺有钙化时。

其他导致慢性胰腺炎因素还有遗传性胰腺炎、特发性胰腺炎和自身免疫性胰腺炎等。

二、病理学

(一)大体病理表现

早期时,胰腺可无明显改变。随着疾病的进展,腺体开始肿大、硬化,呈结节状。胰腺被膜增厚,有隆起的白点,硬化的区域质地如橡皮或石块。炎症、纤维化的腺体可压迫胆总管,引起胆总管狭窄,继发梗阻性黄疸;炎症刺激十二指肠黏液腺增生,导致十二指肠壁肥厚、狭窄,甚至梗阻,其临床表现酷似胰头癌,鉴别诊断较困难,这一类可称为胰头肿块型慢性胰腺炎。由于炎症的反复发作,可见一些灶状水肿区域。剖面可见胰管及其分支屈曲、扩张,胰管内结石,胰腺实质斑状钙化。因胰管的狭窄、梗阻,可形成多发性潴留性囊肿;晚期,腺体萎缩,体积变小。

(二)镜下病理表现

早期时,镜下可见散在的灶状脂肪坏死,坏死灶周围的腺体正常。小叶及导管周围、小叶内纤维化,胰管分支内有蛋白栓及结石形成。进展期,导管狭窄、扩张,主胰管腔内可见嗜酸性蛋白栓及结石。导管上皮萎缩、化生乃至消失,并可见大小不等的囊肿形成和小的脓肿。纤维化进一步加重,伴透明变性,并形成瘢痕。纤维化向小叶间及小叶内扩展,腺泡萎缩,正常结构消失,与导管分离。脂肪坏死灶可有钙盐沉着。胰内神经纤维增粗,数量增加,神经束膜被炎症破坏,神经周围可见炎性细胞浸润。

三、临床表现

(一)腹痛

腹痛是慢性胰腺炎最主要的症状,90%的病例诉腹痛,可为阵发的隐痛,也可以是持续的无法耐受的剧痛,通常位于中上腹或左上腹并放射至背部。进餐后腹痛加剧。

腹痛的部位与胰腺病变的位置有关,胰头病变引起右上腹痛,胰体尾部病变时腹痛位于中上和左上腹部。背部放射痛提示炎症已扩展至腹膜后。腹痛常为持续性隐痛或剧痛,饮酒和饱餐可引起发作,每次发作持续数天。随着疾病的进展,发作的次数越来越频繁,持续的时间越来越久,腹痛的程度也越来越重,最终有10%～20%患者腹痛也可消失,所谓"无痛性慢性胰腺炎",但随之出现胰腺功能不全的症状,例如脂肪痢和体重减轻。

(二)体重减轻

体重丧失也是慢性胰腺炎的重要症状之一,约发生于75%的病例,主要由于畏食和惧怕进食引起腹痛所致。其次,严重的胰腺病变可引起胰酶分泌减少导致消化和吸收不良。

(三)胰腺功能不全

胰腺腺泡丧失95%以上脂肪泻是最常见的症状,这时粪便奇臭,量多且呈泡沫状,含大量脂肪颗粒。30%左右的患者并发糖尿病,糖尿病一般早于脂肪泻。

四、辅助检查

(一)实验室检查

1.胰腺外分泌功能检查

粪便显微镜检查、粪便弹性蛋白酶-1测定、口服苯甲酰-L酪氨酸-对氨基苯甲酸试验、Lundh试验、胰泌素试验等。

2.胰腺内分泌功能检查

糖化血红蛋白、空腹血糖、葡萄糖耐量试验、血清胰岛素、C肽等,这些检查在胰腺功能严重受损（90％以上）时才有阳性结果，敏感性较差。慢性胰腺炎患者因胰岛 A、B 细胞均不同程度地受到炎症损害，在治疗糖尿病时，易引起难以控制的低血糖发作，故应同时行胰高血糖素检测，以了解胰岛 A 细胞功能。

3.其他实验室检查

（1）胰酶测定：慢性胰腺炎急性发作时，可出现血、尿、胰源性胸腹水中淀粉酶明显升高。血清同工酶、胰蛋白酶、脂肪酶、弹性硬蛋白酶 I 也可同时升高。晚期，因腺体广泛破坏和纤维化，上述酶类水平下降。

（2）病因相关指标：血清 IgG4、甲状旁腺素、血钙、血脂等检测可有助于慢性胰腺炎的病因诊断。肿瘤标记物可有助于鉴别胰腺癌，但德国学者认为，当慢性胰腺炎患者伴有胆汁淤积时，CA19-9、CEA 等肿瘤标志物常出现假阳性，不宜作为慢性胰腺炎的随访或筛查指标。

（3）活检病理：组织病理学诊断是慢性胰腺炎诊断的金标准。胰腺活检方法包括超声/超声内镜/CT 引导下经皮穿刺活检或手术中胰腺组织活检，但因操作受技术条件限制，加之炎症胰腺的不同部位病理改变有较大差异，不仅难以准确对胰腺微小病变部位进行活检，而且肿瘤周围的继发性炎症改变也无法与原发性慢性胰腺炎鉴别，因此不能单纯将胰腺某一部位的病理变化作为慢性胰腺炎的诊断根据，故在术前不常规使用。开放或腹腔镜手术中推荐对可疑病变经十二指肠组织芯穿刺胰腺组织活检。

（二）影像学检查

1.腹部超声

慢性胰腺炎的典型超声表现是胰腺钙化。检查可见胰腺弥漫性或局限性肿大，胰腺内部回声不均，可见不均的光点或光斑，胰管扩张，囊肿形成，合并胆道梗阻者可见胆管扩张。缺点是不能显示胰腺的精细结构，灵敏度和特异度不高，易受患者消化道内气体等因素干扰。超声检查对慢性胰腺炎的灵敏度约为 60％。

2.计算机断层成像

计算机断层成像是诊断慢性胰腺炎的首选检查。慢性胰腺炎的典型 CT 表现是胰管扩张、胰腺钙化、胰腺弥漫性或局限性肿大和胰腺萎缩。胰腺钙化是本病的特征性改变。CT 可良好显示慢性胰腺炎并发症所致的局部组织结构改变，如假性囊肿、假性动脉瘤、门静脉血栓等。缺点是对早期慢性胰腺炎的诊断缺乏敏感性。

3.X 线

胰腺区域可见钙化灶或结石影。

4.磁共振成像和磁共振胆胰管成像

磁共振成像和磁共振胆胰管成像可以清晰显示胰管病变的部位、程度和范围。胰泌素增强磁共振胆胰管成像能间接反映胰腺的外分泌功能,有助于 CP 的早期诊断。

5.内镜逆行胆胰管造影

内镜逆行胆胰管造影主要显示胰管形态改变,作为有创性检查,目前多被磁共振胆胰管成像和超声内镜替代,仅在诊断困难或需要治疗操作时选用。

6.胰管镜

胰管镜可直接观察患者胰管内病变,同时能收集胰液、细胞刷片及组织活检等检查,对慢性胰腺炎早期诊断及胰腺癌鉴别诊断有意义。

五、诊断

慢性胰腺炎的诊断主要依靠详细的病史,反复发作的腹痛、体重下降、糖尿病、脂肪泻等临床表现、实验室检查以及影像学检查。有些难以确诊的病例仍需剖腹探查方可确诊。

中华医学会外科学分会在《慢性胰腺炎诊治指南》中制定了我国慢性胰腺炎临床诊断标准。诊断条件:①一种或一种以上影像学检查显示慢性胰腺炎特征性形态改变;②组织病理学检查显示慢性胰腺炎特征性改变;③患者有典型上腹部疼痛,或其他疾病不能解释的腹痛,伴或不伴体重减轻;④血清或尿胰酶水平异常;⑤胰腺外分泌功能异常。

六、鉴别诊断

慢性胰腺炎除自身特有的临床表现外,尚可发生多器官的并发症,后者又可各自呈现相应症状。某些疾病,如胆石病、胰腺癌、消化性溃疡等,又与慢性胰腺炎互为因果。多种因素的相互影响,不同症状的叠加,使临床表现变得复杂、多样。某些疾病也可伴有血淀粉酶和脂肪酶的升高,在诊断慢性胰腺炎时应注意鉴别。

七、治疗

(一)非手术治疗

戒烟戒酒、调整饮食结构、避免高脂饮食、补充脂溶性维生素及微量元素,如果出现营养不良可给予肠内或肠外营养支持。疼痛治疗主要依靠选择合适的镇痛药物。初始宜选择非甾体类抗炎药物,效果不佳可选择弱阿片类药物,仍不能缓解甚至加重时选用强阿片类镇痛药物。

（二）内镜治疗

内镜治疗的适应证主要包括胰胆管结石和狭窄引起的梗阻及伴随症状的胰腺假性囊肿。其缓解慢性胰腺炎疼痛的有效率为 60%～70%,假性囊肿的治疗有效率 80%～95%。

巨大胰管结石体外震波碎石联合经内镜逆行胰胆管造影可安全有效地缓解胰管结石引起的梗阻及疼痛,是治疗巨大胰管结石的首选方案。

（三）手术治疗

1.手术指征

(1)顽固性腹痛,形成阿片类药物依赖或用量逐渐加大,严重影响正常生活。

(2)因压迫或炎性反应导致的梗阻,包括胃肠道梗阻、梗阻性黄疸、胰管扩张及胰源性腹水、区域性门脉高压症甚至上消化道出血。

(3)内镜不能治疗的伴有胰管病变的胰腺假性囊肿;④假性动脉瘤或血管受侵,巨大假性囊肿及其并发胰液内瘘经内镜及保守治疗无效;无不能除外恶性肿瘤。

2.手术方法的选择

选择手术方法时应遵循个体化治疗原则,根据病因、胰腺、胰周脏器病变程度及手术者经验等因素,主要针对各种外科并发症,选择制定合适的手术方案。

第四节　胰　腺　癌

一、病因

胰腺癌的病因尚未确定。胰腺癌好发于高蛋白、高脂肪摄入及嗜酒、吸烟者。长期接触某些金属、石棉、N-亚硝基甲脘、β-萘酚胺的人群及糖尿病、慢性胰腺炎患者,其胰腺癌的发病率明显高于一般人群。胰腺癌患者的亲属患胰腺癌的危险性增高,约有 35% 的胰腺癌是通过遗传形成的。

二、病理

胰腺癌可发生于胰腺的任何部位,但胰头最多见,占 60%～70%,胰体

5％～10％,胰尾 10％～15％,弥漫性病变 10％。按 WHO 标准,原发性胰腺外分泌腺恶性肿瘤有导管腺癌、浆液性囊腺癌、黏液性囊腺癌、导管内乳头状黏液癌、腺泡细胞癌、胰母细胞瘤、实性乳头状癌、破骨细胞样巨细胞瘤等,其中 85％～90％起源于胰导管上皮细胞。

胰腺癌确诊时,仅有 10％的癌灶局限于胰腺,90％已有转移,转移以胰周和腹腔脏器为多,其中 50％为肝转移,25％为肠系膜转移,20％侵犯十二指肠。早期发生转移的因素:①胰腺无真正意义上的包膜;②胰腺血管、淋巴管丰富,肿瘤生长快;③胰腺区域腹膜较薄,癌细胞易于突破。

转移方式有直接蔓延、淋巴转移、血液转移。

(一)直接蔓延

胰头癌在早期就压迫并浸润邻近的脏器(胆总管、十二指肠、门静脉、腹膜后组织、结肠),胰尾癌多见腹膜转移,癌细胞可直接种植于腹腔神经组织。

(二)淋巴转移

胰头癌常经淋巴转移至幽门下淋巴结,也可累及胃、肝、腹膜、肠系膜、主动脉周围,甚至纵膈、支气管周围、锁骨上淋巴结。

(三)血液转移

胰体尾癌易早期发生血液转移,转移至肝最为常见。并可经肝静脉侵入肺部,再经体循环广泛转移至其他脏器。

三、临床表现

胰腺癌出现临床症状时往往已属晚期。早期无特异症状,仅为上腹部不适、饱胀或有消化不良等症状,极易与胃肠、肝胆等疾病相混淆。因此,常被患者及医师忽视而延误诊断。

(一)上腹饱胀不适和上腹痛

上腹饱胀不适和上腹痛是最早出现的症状。由于胰管梗阻而引起胰管内压力增高,甚至小胰管破裂,胰液外溢至胰腺组织呈慢性炎症,因此出现上腹饱胀不适或上腹痛,并向肩背部或腰胁部放射。而胰体尾部癌出现腹痛症状往往已属晚期,且腹痛在左上腹或脐周。晚期胰腺癌呈持续性腹痛,并出现腰背痛,腹痛多剧烈,日夜不止,影响睡眠和饮食,常取膝肘位以求缓解。这种疼痛是因为癌肿侵及腹膜后神经组织所致。

(二)消化道症状

早期上腹饱胀、食欲不振、消化不良,可出现腹泻。腹泻后上腹饱胀不适并不消失,后期无食欲,并出现恶心呕吐、呕血或黑便,常系肿瘤浸润或压迫胃十二指肠所致。

(三)黄疸

黄疸是胰腺癌主要的症状,80%左右的胰腺癌患者在发病过程中出现黄疸,尤其是胰头癌,其接近胆总管,使之浸润或受压迫,造成梗阻性黄疸。一般呈进行性加重,尿呈红茶色,大便呈陶土色,出现皮肤瘙痒。25%左右的胰头癌患者表现为无痛性黄疸;10%左右的胰体、胰尾部癌患者也可发生黄疸,可能与肝内转移或肝门淋巴结转移压迫肝外胆管有关。肝和胆囊因胆汁淤积而肿大,胆囊常可触及。

(四)腹部肿块

腹部肿块属晚期体征。肿块形态不规则,大小不一,质硬且固定,可伴有压痛。

(五)消瘦乏力

消瘦乏力是胰腺癌患者主要临床表现之一,与消耗过多、饮食减少、消化不良、睡眠不足和恶性肿瘤消耗能量密切相关。随着病程的进展,患者消瘦乏力、体重下降症状越来越严重,同时伴有贫血、低蛋白等营养不良症状。

(六)其他

患者可出现发热、胰腺炎发作、糖尿病、脾功能亢进以及游走性血栓性静脉炎。

四、辅助检查

(一)影像学检查

1.X线钡餐造影

低张十二指肠造影显示肿瘤压迫的间接征象:十二指肠曲增宽、降部内侧呈"反 3"征象。

2.超声

超声作为初筛检查,可显示直径>2 cm 的肿瘤病灶、胰管扩张、狭窄或中断。

3.CT

CT 是诊断胰腺癌的首选方法,可发现最小直径为 1 cm 的病灶,特别是高分辨薄层螺旋状 CT 能获得不同时相的影像,从而清晰地观察到胰腺癌的部位,判断是否侵袭周围组织以及四周血管受累情况,进行较精确的 TNM 分期,对于疑

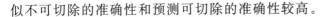

似不可切除的准确性和预测可切除的准确性较高。

4.MRI

MRI 对胰腺癌的诊断与 CT 相当,而磁共振胰胆管造影是非侵入性了解胆管和胰管情况的好方法。

5.正电子发射计算机断层显像

正电子发射计算机断层显像可以发现胰腺病灶,对腹腔和远处转移有明显的优势。

6.选择性腹腔血管造影

选择性腹腔血管造影显示胰内及胰周血管的状况,判断有无肿瘤侵犯。

(二)内镜检查

1.磁共振胰胆管造影

造影可显示胰管梗阻、狭窄、截然中断,主胰管和胆总管同时截断后呈双管征。磁共振胰胆管造影诊断胰腺癌的敏感性为 95%,特异性为 85%,但并非每个患者都需要做磁共振胰胆管造影,病史典型、CT 明确诊断者并不需要。早期胰腺癌首先破坏胰管分支,因此仔细辨别胰管分支的残缺或局限性扩张,是诊断早期胰腺癌的关键。

2.超声内镜

超声内镜诊断的敏感性和特异性均优于 CT,可发现<2 cm 肿瘤。目前认为对于 CT 扫描发现可能切除的病灶后应再行超声内镜检查,因为后者对有无淋巴结转移和有无门脉血管浸润的敏感性和特异性均高,对 TNM 分期的准确性明显高于 CT。

3.腹腔镜

腹腔镜直视下可发现癌肿病灶、腹膜和腹腔脏器转移灶。

(三)肿瘤标志物检测

迄今仍无一种血清标志物能早期诊断胰腺癌,多种组合可能提高诊断率。

1.糖抗原 19-9

糖抗原 19-9 是目前用来诊断胰腺癌的各项肿瘤标志物中敏感性(86%)和特异性(87%)最高的一项指标,但当胰腺癌<1 cm 时常为阴性,在其他消化道系统肿瘤如胃癌、胆管癌、大肠癌和良性疾病如肝硬化、胆管炎时也可升高。它在监测术后复发和对辅助治疗反应性测定上是一项十分有用的指标。

2.癌胚抗原

癌胚抗原在胰腺癌时可能阳性。

3.糖抗原 50

糖抗原 50 诊断胰腺癌的特异性与敏感性与糖抗原 19-9 类似,阳性还可见于胆囊癌、肝癌、卵巢癌、乳腺癌等。

4.糖抗原 242

唾液酸化的鞘糖脂抗原,是胰腺癌和结肠癌的标志物。

(四)血尿便检查

早期无异常发现。黄疸时结合胆红素明显高于良性梗阻,血清碱性磷酸酶、γ-谷氨酰转肽酶增高。40%患者有血糖升高或糖耐量试验异常。80%患者可有胰腺外分泌功能低下。5%患者早期可有淀粉酶和脂肪酶升高,晚期因胰腺萎缩而降至正常。

(五)病理组织学

十二指肠镜下可直接观察肿瘤在壶腹部有无浸润,通过活检取得病理组织,通过细胞刷得到脱落细胞。腹腔镜直视下可进行活检和收集脱落细胞。CT、超声内镜定位和引导下行细针穿刺可得到活体组织。

五、诊断与鉴别诊断

胰腺癌诊断应该强调如何提高早期诊断率,而诊断早期病灶十分困难。当出现腹痛、消瘦、阻塞性黄疸、腹部包块、无痛性胆囊肿大,影像学检查多可发现病灶,确定胰腺癌诊断并无困难,但往往已属晚期,丧失根治手术机会。

应该指出的是≥40 岁有下列任何表现的患者需高度怀疑胰腺癌的可能性:①不明原因的梗阻性黄疸;②近期出现无法解释的体重下降>10%;③近期出现不能解释的上腹或腰背部疼痛;④近期出现模糊不清又不能解释的消化不良症状,内镜检查正常;⑤突发糖尿病而又无诱发因素,如家族史、肥胖;⑥突发无法解释的脂肪泻;⑦自发性胰腺炎的发作。如果患者是嗜烟者应加倍怀疑。

胰腺癌的诊断:①是否为胰腺癌;②能否用手术切除。影像学手段有利于达到此目的。

胆总管下端、壶腹和胰头三者的解剖位置邻近,发生肿瘤的临床表现相近,鉴别诊断比较困难。本病特别应与慢性胰腺炎鉴别,后者的症状与胰腺癌相似,易引起误诊。

六、治疗

(一)外科治疗

早期手术切除是治疗胰腺癌最有效的措施,但出现症状后手术切除率在

5%～22%。手术禁忌证：①肝、腹膜、网膜、腹腔外转移；②肿瘤侵犯或包绕腹腔主要血管。术前肿瘤分期对于预测手术切除的可能性有意义。根治性手术目前主要有胰十二指肠切除术、扩大根治术。

在术中发现无根治手术条件的患者，应作相应的姑息性手术，以解除症状。近来有研究认为术前放疗、化疗可以提高手术切除率。

(二)放疗和化疗

随着放疗技术不断改进，胰腺癌放射治疗的疗效有明显提高，能改善症状、延长生存期。主要包括外照射和术中放疗两种方式。无论是单一或联合化疗，其总体疗效均不能让人满意，5-氟尿嘧啶、吉西他滨是常用的药物，后者的 1 年生存率较前者高。

放疗和化疗联合治疗胰腺癌受到关注，术前治疗可以使不能手术的患者转为手术切除，术后治疗可以提高患者的生存率，已有不少医院将术前、术后放疗和化疗联合治疗作为常规。

(三)对症治疗

支持治疗对晚期及术后患者均十分重要；对有顽固性腹痛和腰背痛患者按阶梯止痛治疗，必要时可行腹腔神经丛阻滞，或硬膜外应用麻醉药止痛；对梗阻性黄疸可行金属支架放置术。

第五节 胰 腺 外 伤

胰腺位于腹膜后，位置深在，一般腹部闭合性外伤不易伤及胰腺，故胰腺外伤并不多见，占腹部外伤的 3%～5%，多为机动车事故、高空坠落或上腹部穿透性创伤所致。但胰腺创伤后果较严重，大多合并周围器官和重要血管损伤，且合并伤的处理常常决定胰腺外伤的预后和死亡率。因此，熟悉胰腺解剖对其外伤的救治非常重要。

一、损伤原因

(一)闭合性创伤

胰腺为腹膜后器官，紧贴并横跨脊柱，组织脆弱，移动度小，常见高速行驶的车辆突然减速，致方向盘撞击上腹部，与脊柱共同挤压胰腺，导致胰腺损伤；高空

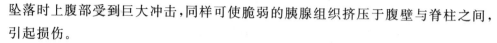

坠落时上腹部受到巨大冲击,同样可使脆弱的胰腺组织挤压于腹壁与脊柱之间,引起损伤。

(二)开放性创伤

占胰腺创伤的70%~80%,常伴一个或多个周围脏器损伤。下胸部、腰部、上腹部的刀、枪、爆炸等外伤皆应警惕胰腺损伤。枪伤和爆炸伤常致胰腺不规则断裂、贯通性损伤,多合并较严重的污染。

(三)医源性损伤

胰腺肿块活检、腹膜后穿刺引流、胰腺周围脏器手术等可引起胰腺损伤。

二、分型

了解胰腺损伤的类型有助于选择合理治疗方案。目前对胰腺外伤的分型国际上有以下几种方法:Lucas 分型法、Smego 分型法、道见弘分型法、AAST 分型法,其中以 AAST 分型法应用最为普遍。

(一)Lucas 分型法

Ⅰ型,胰腺轻度挫伤或裂伤,无大胰管损伤;Ⅱ型,胰腺远侧部裂伤,可疑有大胰管损伤;Ⅲ型,胰腺近侧部(胰头)挫裂或断裂伤;Ⅳ型,严重的胰十二指肠损伤。

(二)Smego 分型法

Ⅰ型,胰腺挫伤或被膜下小血肿;Ⅱ型,胰腺实质内血肿,但无大胰管损伤;Ⅲ型,胰腺实质挫裂或断裂伤,有大胰管损伤;Ⅳ型,胰腺严重挫裂伤。

(三)道见弘分型法

Ⅰ型(挫伤型),胰腺点状出血或血肿,被膜完整,腹腔内无胰液漏出;Ⅱ型(裂伤型),无主胰管损伤的各类胰腺损伤;Ⅲ型(主胰管损伤):①胰体、尾部主胰管损伤;②胰头部主胰管损伤。

(四)AAST 分型法

Ⅰ型,小血肿、浅表裂伤,无大胰管损伤;Ⅱ型,较大血肿、较深裂伤,无大胰管损伤;Ⅲ型,胰腺远侧断裂伤,有大胰管损伤;Ⅳ型,胰腺近侧断裂伤或累及壶腹部,有大胰管损伤;Ⅴ型,胰头严重毁损,有大胰管损伤。

三、临床表现

胰腺损伤的临床表现差异很大,主要受胰管有无损伤、损伤程度及部位等影响。胰管无破裂的胰腺挫伤或包膜撕裂伤,往往表现出急性胰腺炎的症状和体征。一些轻伤患者可能在受伤后数周至数年,才因为胰腺损伤后并发症,如胰腺假性囊肿出现上腹部包块,慢性胰腺炎、胰腺脓肿、胰腺纤维化等出现低热、肩背部牵涉痛或上腹长期不适等就诊。有胰管损伤的患者,胰液外溢引起急性腹膜炎,表现为剧烈腹痛、腹胀、恶心、呕吐。如近端胰管破裂,大量胰液外漏,可出现虚脱或休克。合并十二指肠损伤的患者,损伤早期即可出现休克,腹部检查可有全腹明显的肌紧张、压痛及反跳痛,肠鸣音减弱至消失。

偶然有些病例,尽管胰管完全断裂,伤后数周或数月也无症状和体征出现。这种情况可能与下列因素有关:①胰腺位于腹膜后、位置深,胰液未流入腹腔。②损伤部位被隔离,胰酶未被激活。③胰实质受损伤后,胰液分泌减少。

靠近胰腺的腹部手术,如有胰腺损伤,术后即可出现持续性腹痛,或伴有持续呕吐、体温升高、脉搏增快及腹膜炎征象。有些患者表现为手术切口或引流口较多渗液,测定渗液 pH 常为碱性,淀粉酶值可高达 1 000～2 000 U/dL(Somogyi 法)。

四、辅助检查

(一)实验室检查

1.血液检查

红细胞计数减少,血红蛋白及血细胞比容下降,而白细胞计数明显增加。早期白细胞计数增加是应激反应所致。

2.血清淀粉酶测定

胰腺闭合性损伤血清淀粉酶升高较穿透伤者多,但文献报道血清淀粉酶测定对诊断胰腺外伤的价值有争论。部分胰腺损伤的患者早期测定血清淀粉酶可不增高,目前大多认为血清淀粉酶超过300 U/dL(Somogyi 法),或伤后连续动态测定血清淀粉酶出现逐渐升高趋势,应作为诊断胰腺损伤的重要依据。

3.尿淀粉酶测定

胰腺损伤后 12～24 小时尿淀粉酶逐渐上升,虽然晚于血清淀粉酶升高,但持续时间较长,因此尿淀粉酶测定有助于胰腺损伤的诊断。对怀疑有胰腺损伤的患者进行较长时间监测,若尿淀粉酶>500 U/dL(Somogyi 法)有诊断意义。

4.腹腔穿刺液淀粉酶测定

在胰腺损伤早期或轻度损伤的患者,腹腔穿刺可为阴性。胰腺严重损伤的患者,腹腔穿刺液为血性,淀粉酶升高,可高于血清淀粉酶值。有人认为超过100 U/dL(Somogyi 法)可作为诊断标准。

5.腹腔灌洗液淀粉酶测定

对怀疑有胰腺损伤的患者,腹部症状和体征不明显,全身情况稳定,若腹腔穿刺为阴性,可行腹腔灌洗后测定灌洗液中淀粉酶浓度,对胰腺损伤的诊断有一定价值。

(二)影像学检查

1.X线平片

可见上腹部大片软组织致密影,左侧腰大肌及肾影消失,腹脂线模糊或消失,为胰腺肿胀和周围出血所致。若合并胃十二指肠破裂,可见脊肋三角气泡或膈下游离气体。

2.B超检查

可判断腹腔内实质性器官的损伤和部位、程度、范围及创伤后腹腔内局限性感染、脓肿。能发现胰腺局限性或弥漫性增大,回声增强或减弱,血肿及假性囊肿形成,并可定位行诊断性穿刺。胰腺断裂伤可见裂伤处线状或带状低回声区。但该检查易受肠道积气的影响。

3.CT检查

CT对胰腺损伤的早期诊断有很高价值。胰腺损伤的CT表现为胰腺弥漫性或局限性增大,边缘不清,或见包裹不全的非均匀性液体积聚,CT值在 $20\sim50$ HU,胰腺水肿或胰周积液,左肾前筋膜增厚。在增强CT片上可见断裂处呈低密度的线状或带状缺损。合并十二指肠损伤者还可见肠外气体或造影剂。

4.内镜逆行胰胆管造影(ERCP)

有时对胰腺损伤有一定诊断价值,可发现造影剂外溢或胰管中断,是诊断有无主胰管损伤的可靠方法。但该检查可能出现 $4\%\sim7\%$ 的并发症,病死率为 1%,而且上消化道改建手术,食管、胃十二指肠严重狭窄及病情危重者不能行此项检查。腹部闭合性损伤患者度过急性期后行该检查,能够明确胰管损伤情况,对手术方案的确定有重要价值(图 4-1)。

5.磁共振胰胆管造影(MRCP)

MRCP是一种观察胰胆管系统的无创技术,可以显示自然的胰胆管形态,无注射造影剂压力的影响,能够与ERCP互补,已成为胆胰系统疾病的重要诊断方法。

6.诊断性腹腔镜探查

腹腔镜探查的优点是可在微小创伤下直接观察损伤脏器并判断有无活动性出血,不但可提供准确诊断,有利于选择适宜的治疗方案,也避免了不必要的剖

腹探查,减少了手术所致的并发症和病死率,可使 54%～57% 的患者避免剖腹
手术的创伤。但它仍属侵入性诊治方法,因暴露不易,对腹膜后脏器的诊断不及
CT 检查,肠道损伤有可能漏诊,大出血、明显腹膜炎和患者全身情况不佳时并不
适用,因此合理选择病例非常重要。有报道认为腹腔镜探查适用于患者临床症
状较轻,但又无法排除腹内脏器损伤时,或已经证实有腹内脏器损伤,而血流动
力学相对稳定的伤者;或不同程度意识障碍致临床表现和体征模糊,需排除腹内
脏器损伤者。腹腔内大出血、休克、危重患者、腹腔广泛粘连、中期以上妊娠等属
禁忌证。有报道普通外科诊断性腹腔镜探查术的并发症发生率为 0%～3%。

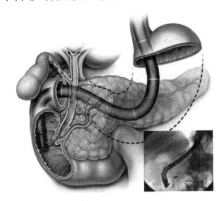

图 4-1　ERCP 示意图

五、诊断

胰腺损伤的诊断,尤其闭合性胰腺损伤的诊断较困难。由于胰腺的解剖学
特点,其损伤初期腹部症状、体征轻微,甚至胰管横断患者外伤后数周,乃至数月
无症状,直至形成假性胰腺囊肿时才获得诊断。在合并腹内其他脏器损伤时,更
无法依据腹腔内出血或弥漫性腹膜炎在术前确诊胰腺损伤。在剖腹探查中,外
科医师也可能将注意力集中于处理其他腹内脏器损伤,或仅注意了胰腺前表面
包膜撕裂和胰实质小裂伤,而忽略了胰腺后面和主胰管的损伤。在颅脑、脊髓损
伤或意识障碍者,腹部症状、体征可被掩盖,更易导致遗漏胰腺损伤。因此,提高
对胰腺损伤的警惕是很必要的。以下几个方面有助于胰腺损伤的诊断。

(一)外伤史和体征

枪弹伤或利器伤引起的上腹、下胸部开放性损伤,都要考虑胰腺损伤的可
能。一般对腹部枪弹伤主张立即剖腹探查。前腹壁刀伤,如有腹膜炎症状、体
征,伤道检查证明穿透腹膜者也应立即剖腹探查。如没有明显腹膜炎表现,而又
怀疑腹腔内脏器损伤者,腹腔穿刺或腹腔灌洗有助于诊断。钝性腹部外伤中,如

交通事故中方向盘撞击,突然减速时安全带压迫,高空坠地,以及其他高动能重物撞击等,暴力方向直接作用于上腹或季肋区者,都需高度注意胰腺损伤。

(二)淀粉酶测定

胰腺外伤后胰管断裂时,胰液流入腹腔,经腹膜淋巴管回流入静脉,引起血尿淀粉酶升高。有学者观察到损伤部位越接近主胰管的近端,血清淀粉酶水平越高,这反映了在主胰管断裂远侧,分泌胰液的腺泡细胞和漏出的分泌物容量越多。当远侧胰腺组织严重损毁,使腺泡细胞大量失活,血清淀粉酶可能正常。据国外资料统计约40%的胰腺外伤最初血清淀粉酶水平正常。有学者发现低血容量性休克和应用血浆增容剂可引起血淀粉酶升高,认为这种现象与肾脏低灌流或增容剂抑制肾廓清有关。Olsen 报道225例钝性腹部外伤血清淀粉酶升高者中,证实有胰腺外伤的仅8%。腮腺也分泌淀粉酶,因此血淀粉酶由胰和非胰淀粉酶两部分组成,而腮腺外伤也可引起血淀粉酶升高。所以,淀粉酶作为胰腺外伤的血清学标志物,缺乏特异性和敏感性。只有当缺乏立即剖腹探查指征时,定时监测血、尿淀粉酶,呈持续高水平或进行性升高时,对胰腺外伤及其并发症诊断有帮助。胰腺外伤初期血淀粉酶水平增高,随后恢复正常者,应进行其他详细检查。

(三)诊断性腹腔穿刺

该法对腹腔内出血的诊断价值高。当患者昏迷、截瘫掩盖症状及体征时,诊断困难,腹腔穿刺是很好的诊断方法。主胰管断裂时,腹腔穿刺液淀粉酶明显升高。

(四)影像学诊断

血流动力学稳定而又可疑胰腺损伤者,可进一步选用影像学诊断。

1.B 超检查

可显示胰腺影像及腹腔内积液情况。文献报道,B 超检查对钝性腹部外伤诊断敏感性为92.8%,特异性为100%。因此,B 超检查对钝性腹部外伤中胰腺损伤的诊断具有重要价值。

2.CT 检查

CT 扫描可显示腹腔内和腹膜后脏器影像,腹腔内 100 mL 以上的液体 CT 即可显示,对诊断腹腔内出血有帮助。有学者报道 CT 对胰腺外伤诊断的准确性为 99%、敏感性为 95%、特异性为 100%。血流动力学稳定时,可疑胰腺外伤者,CT 检查是可靠的诊断方法。

3.ERCP

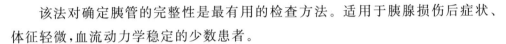

该法对确定胰管的完整性是最有用的检查方法。适用于胰腺损伤后症状、体征轻微,血流动力学稳定的少数患者。

(五)术中诊断

术中胰腺损伤诊断依据:①显露胰腺可直接看见胰腺损伤。②胰腺周围、小网膜囊内腹膜水肿,脂肪坏死或皂化斑。③后腹膜胆汁染色。

六、治疗

胰腺损伤的治疗原则为控制出血,寻找胰管,适当清创,充分引流,处理联合伤。胰腺轻度挫裂伤占胰腺损伤的87%,这类损伤没有较大胰管的破裂,治疗需要严密止血及充分外引流。胰腺组织的出血需通过缝扎止血,切忌钳夹,否则不仅达不到止血目的,反而会造成新的出血。钛夹和氩气刀均可尝试,止血效果较好。对于胰腺被膜下血肿,应切开被膜,清除血肿。胰腺被膜不需要修补,修补会增加假性囊肿形成的机会。无论损伤大小,局部引流都十分重要。引流的目的在于控制胰漏,防止脓肿及假性囊肿形成。主动的负压引流优于被动引流,有学者报道前者的并发症发生率只有2%,而后者高达39%。另也有研究显示两种引流的效果差别不大。引流后虽然有些患者会发生胰漏,但多数胰漏可以自愈,少数长期不愈的胰漏,可再次手术行内引流。放置引流时,最好选择质地柔软的硅胶管,过硬的引流管可能会对周围组织造成损伤。引流管放置时间一般为1周左右,渗液减少后即可拔除。对于损伤复杂严重,引流放置时间较长的患者,需注意保持引流管通畅。

远端胰腺损伤是指肠系膜上血管左侧胰腺的挫裂伤或断裂伤,占胰腺损伤的11%,当此类损伤伴有主胰管断裂时,可将损伤的远端胰腺切除,并将保留的头端胰腺的胰管找出,予以缝扎。对于此类损伤单纯引流并发症多,不提倡。对仅累及胰尾的严重挫裂伤,行简单的胰尾切除术即可,预后多良好。如果胰尾很容易被游离出来,应当尽量保留脾。如果胰腺损伤严重或血流动力学不稳定,而保留脾需花费许多时间游离胰尾与脾门时,则应果断切除脾。脾切除术后败血症的发生率并不高,但术后有脾静脉和门静脉血栓形成的可能,应注意预防。

胰腺残端可以间断缝合或使用缝合器关闭。Wisnar发现使用不可吸收缝线比使用可吸收缝线术后并发症发生率高。也有多种临床试验显示缝线的类型及是否使用缝合器对术后并发症的发生率并无影响,但是使用缝合器关闭胰腺残端显然更加快捷、安全。为降低胰漏的发生率,可以在缝线上使用纤维蛋白胶,也可以在胰腺残端上覆盖网膜。但是无论采用何种方法关闭胰腺残端,均应放置引流管。如果近端胰管有损伤或有病变影响胰液引流,则胰腺残端应与空肠行 Roux-en-Y 胰肠吻合术。

值得注意的是,胰腺远端断裂伤的切除界限清楚,而重度挫裂伤,尤其是胰腺背侧的挫裂伤,其前表面可能损伤不严重。为明确有无主胰管损伤或断裂,常需要显露胰腺的后方。可通过 Kocher 手法松解十二指肠第 2 段至 Treitz 韧带,以便从胰头和十二指肠的后方进行探查。切开降结肠旁沟无血管区,游离降结肠和结肠脾曲,在胰腺和肾脏之间的平面游离,将脾和结肠脾曲向中线掀起,可游离并从后方探查胰体尾部。

近端胰腺损伤是指肠系膜上血管右侧胰腺组织的挫裂伤或断裂伤。此类损伤情况复杂,处理起来比较困难,主要有下列几种情况。

(1)单纯胰头损伤而没有胰管断裂,仅需清创缝合损伤处,然后置管引流即可。

(2)单纯胰头重度挫裂伤,难以寻找断裂的胰管,患者情况不稳定,不允许手术时间过长时,可对挫伤或断裂的胰腺创面施以缝合,放置外引流,这种情况术后发生胰漏往往是不可避免的,通过营养支持及生长抑素等治疗措施,部分患者的胰漏可在术后 1~2 个月愈合。

(3)胰头损伤合并主胰管断裂时,如果切除损伤处远端胰腺后剩余胰腺占全胰 20% 以上,则行远端胰腺切除、胰头断端修补缝合术,并放置引流管,亦可不做胰腺切除,而将胰头损伤处直接与空肠做吻合(图 4-2),局部留置充分引流。

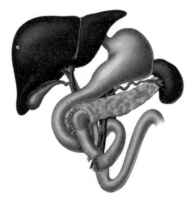

图 4-2　胰头与空肠吻合

(4)上述情况如果切除的远端胰腺将占全胰 80% 以上,可能会引起术后胰腺功能不全。此种情况下在对损伤面清创处理后,应行远端胰腺与空肠 Roux-en-Y 吻合术。

需强调的是,是否应行吻合术式,有时医师的抉择非常困难。原则是治疗中应分清主次,抓住主要矛盾,关键问题是患者能否耐受。如果患者血流动力学不稳定,应放弃该术式而单纯引流。不提倡对胰腺断端两侧施行胰肠吻合术。

(5)胰管的处理很重要但又非常困难,胰管处理是否得当关系到并发症发生率的高低。超过胰腺实质横径一半以上的断裂伤、穿透伤或严重挫裂伤常合并胰管断裂。在手术中判断胰管断裂很困难,如能确定胰管断端,则果断将其结扎,以减少并发症。但当胰腺组织破坏较严重,血肿、污染、组织水肿,或患者全身情况不稳定时,很难找到胰管,或没有时间寻找,则可在胰腺损伤处水平缝合胰腺断面,达到结扎胰管的目的。

(6)胰头与十二指肠的严重挫裂伤或断裂伤处理起来相当困难,此类型损伤常合并胆总管或胰头周围大血管损伤,抢救的首要目的是控制出血,进行循环复苏,待患者生命体征稳定后,才可以考虑胰头和十二指肠的修复或切除。下列术式可供参考。

十二指肠旷置术:亦称十二指肠憩室化手术。自 1968 年 Berne 首次报告用之治疗胰头十二指肠联合伤后,现已成为胰头十二指肠联合伤的标准术式。十二指肠旷置术的内容包括胃窦部切除、迷走神经切断、胃空肠吻合、十二指肠断端闭合或十二指肠置管造瘘、腹腔置多管引流、胆总管引流、十二指肠破裂和胰头损伤的清创缝合。近年来还提倡在胃空肠吻合时向空肠输出襻放置营养管,以便术后行肠内营养支持。该术式设计的原理是胃窦部切除、胃空肠吻合将十二指肠旷置,使胃液不再经过十二指肠;胃窦部切除和迷走神经切断使胃酸分泌减少,使十二指肠液和胰液分泌减少,抑制胰酶激活;十二指肠造瘘可降低十二指肠腔压力,有利于十二指肠破裂修补处的愈合;胆总管引流通过降低胆总管压力,有利于胰液引流,减轻损伤所致的胰液外溢,同时可以使进入十二指肠的胆汁量减少。

改良十二指肠旷置术(胃幽门缝合术):1982 年 Cogbill 等报告了改良十二指肠旷置术,具体方法是先切开胃窦前壁,在胃内用可吸收缝线缝合胃幽门,再将胃窦处切口与空肠吻合,这样胃内容物通过胃空肠吻合进入远端空肠,不再进入十二指肠,便于十二指肠破损修补后的愈合。闭锁的幽门将在术后3~4周随着缝线吸收而自行开放。此术式的优点是可缩短手术时间,尤其适用于病情危重,生命体征不稳定而不能耐受长时间手术的患者。有文献报告可用缝合器闭合幽门,然后再行胃空肠吻合术,理论上更能节省时间。上述两种方法死亡率12%~19%,胰瘘发生率 12%~25%。

胰十二指肠切除术：只有大约 3％的胰腺损伤患者须行胰十二指肠切除术，适应证包括十二指肠胰头严重损伤，或胰头部出现难以控制的出血，或胰腺内胆管损伤，或门静脉损伤。外伤行胰十二指肠切除术的死亡率超过 29％，如此高的死亡率原因在于这些患者往往伴有大出血、休克等，病情危重，难以耐受长时间手术。如果患者血流动力学不稳定，胰十二指肠切除术的重建步骤可以延时进行，也可将胰管结扎来保证胰肠吻合口的安全愈合，但结扎胰管后胰漏、胰腺炎及消化不良的发生率明显增加。胰腺损伤患者的胆管和胰管无扩张，术中寻找胰管困难，胰十二指肠切除术后胰肠与胆肠吻合口发生吻合口漏及狭窄的可能性大，建议胰肠吻合采用捆绑式胰肠套入吻合法，胆肠吻合可采用胆囊空肠吻合。应当明确，行胰十二指肠切除术是迫不得已的措施，只能在其他各种方法无效时采用，不能将其作为首选。

胰腺外伤手术后 2～3 天应使用广谱抗生素。术后营养支持也非常重要，给予方式可行全肠外营养，也可通过术中放置的空肠营养管行肠内营养。空肠肠内营养并不增加胰腺的外分泌。腹腔引流对于胰腺损伤十分重要，至少要放置1 周。患者能进食后，24 小时引流液少于20 mL后才考虑拔除引流管，如果引流量持续无减少，应及时检测引流液的淀粉酶，排除胰漏。

生长抑素对于减少手术后并发症是有益的。有研究表明使用生长抑素后，胰腺切除的并发症发生率从 54％降至 32％，另一项研究显示，胰腺外伤后预防性使用生长抑素使并发症发生率从 29％降至 0。生长抑素的常用方法为"生长抑素 3 mg＋50 mL 生理盐水"静脉泵入，维持12 小时，连续应用 3～5 天。

七、术后处理

胰腺外伤手术常有多种严重并发症，术后处理可能甚为复杂，这主要取决于胰腺的伤情、手术的方式、合并伤的严重程度。无主胰管断裂的单纯胰腺外伤手术后患者常能顺利恢复，而伤情严重，需要行胰十二指肠切除术者，术后并发症多，处理复杂，病死率也高。合并伤常是胰腺外伤手术中和术后早期死亡的原因，如合并重型颅脑损伤、腹膜后大血管伤、腹腔内大出血等。

胰腺外伤手术后的一般处理：①重症患者转外科 ICU 治疗。②对合并伤的相应处理。③保持胃肠减压和腹腔引流管通畅，腹腔引流常加用负压吸引，注意引流液的性质、量、淀粉酶值。④遇有腹胀、肠麻痹、胃肠功能恢复缓慢时，应寻找其原因，可能与胰漏、腹膜后感染有关。⑤保持足够的尿量。⑥全肠外营养支持或经空肠肠内营养支持，直到胰漏愈合或已完全形成窦道。⑦若有胰管伤，经口进食时间应推迟,应到胰漏停止,一般 2 周以后。若有严重并发症,则需要更长时间,此时主要经全肠外营养支持或经空肠造口肠内营养支持。⑧腹腔引流管放置的时间较一般腹部手术要长,平均 10 天左右,据伤情和有无并发症而定。⑨使用广谱抗生素。⑩使用生长抑素,可减少胰液分泌,使胰漏易于处理,但不能防止胰漏发生。

胰腺外伤手术后并发症总发生率为 20%～35%,包括以下几种。①胰瘘是胰腺创伤常见的并发症,发生率为 10%～35%,其中多数是低流量瘘(<200 mL/d),如果引流通畅,一般可在 2 周左右自行闭合。高流量瘘(>700 mL/d)很少,都需长期外引流和再次手术治疗。在胰瘘患者治疗中,营养支持十分重要,采用要素饮食、全肠外营养支持或经空肠肠内营养支持,不仅能维持内环境稳定,补充营养,还可以减少胰腺分泌,有助于胰瘘自愈。②腹腔脓肿:发生率 5%～11%。常由于坏死胰腺组织清创不彻底,引流不通畅所致,一旦发现需积极引流,否则会造成毒血症至 MODS。③继发性出血:胰腺创伤手术后 8%～16%的患者可能发生继发性出血,表现为消化道出血或引流管出血,通常可采用血管介入动脉造影栓塞止血,或再手术止血。④胰腺假性囊肿:创伤后胰腺囊肿发生率占胰腺创伤患者的 5%,一般需要行内引流等手术治疗。⑤创伤性胰腺炎:有文献报告 150 例胰腺创伤手术后 7 例发生术后胰腺炎,其临床表现与非创伤性胰腺炎相似,一般采用非手术治疗均可收到良好疗效。

第五章

结直肠及肛门疾病

第一节　结直肠及肛门解剖与生理

一、结肠

结肠起自盲瓣,止于直肠,全长 130～150 cm,约为小肠长度的 1/4,结肠平均直径约 7 cm,较小肠更粗,且向远心端逐渐变细,到乙状结肠末端直径仅有 2 cm左右。结肠分为盲肠、升结肠、结肠肝曲、横结肠、结肠脾曲、降结肠及乙状结肠七个部分。其中横结肠及乙状结肠有肠系膜,活动范围较大,其他部分比较固定。结肠有三种特殊的解剖结构:结肠带、结肠袋、脂肪垂。结肠带是在结肠表面,由肠壁纵肌形成的三条间距相等的纵行带,每条结肠带宽度约 6 cm。结肠带比结肠短 1/6,因此结肠肠壁收缩形成了一列袋状突起,称为结肠袋。三条结肠带将结肠分成三行,在结肠外面结肠带的两侧有肠壁黏膜下脂肪聚集,形成脂肪垂,脂肪垂在乙状结肠较多并有蒂。

二、直肠

直肠是消化管位于盆腔下部的一段,全长 10～14 cm。直肠在第 3 骶椎前方起自乙状结肠,沿骶、尾骨前面下行,穿过盆膈移行于肛管。直肠并不直,在矢状面上形成两个明显的弯曲:直肠骶曲是直肠上段沿着骶尾骨的盆面下降,形成一个凸向后方的弓形弯曲,距肛门 7～9 cm;直肠会阴曲是直肠末段绕过尾骨尖,转向后下方,形成一个凸向前方的弓形弯曲,距肛门 3～5 cm。在冠状面上也有 3 个凸向侧方的弯曲,但不恒定,一般中间较大的一个凸向左侧,上、下两个凸向右侧。当临床进行直肠镜、乙状结肠镜检查时,应注意这些弯曲部位,以免损伤肠壁。

直肠上端与乙状结肠交接处管径较细,向下肠腔显著膨大称直肠壶腹。直肠内面有 3 个直肠横襞(Houston 瓣),由黏膜及环行肌构成,具有阻挡粪便下移的作用。最上方的直肠横襞接近直肠与乙状结肠交界处,位于直肠左侧壁上,距肛门约 11 cm,偶见该襞环绕肠腔一周,致使肠腔出现不同程度的缩窄;中间的直肠横襞大而明显,位置恒定,通常位于直肠壶腹稍上方的直肠右前壁上,距肛门 7 cm,相当于直肠前壁腹膜返折的水平,因此,在乙状结肠镜检查中,确定肿瘤与腹膜腔的位置关系时,常以中直肠横襞为标志。最下方的直肠横襞位置不恒定,一般多位于直肠左侧壁上,距肛门约 5 cm。当直肠充盈时,此皱襞常消失。

三、肛管

肛管的上界为直肠穿过盆膈的平面,下界为肛门,长约 4 cm。肛管被肛门括约肌所包绕,平时处于收缩状态,有控制排便的作用。

肛管内面有 6～10 条纵行的黏膜皱襞称肛柱,儿童时期更清楚,成年人则不明显,内有血管和纵行肌。各肛柱下端彼此借半月形黏膜皱襞相连,此襞称肛瓣。每一肛瓣与其相邻的两个肛柱下端之间形成开口向上的隐窝称肛窦,窦深 3～5 mm,其底部有肛腺的开口。肛窦内往往积存粪屑,感染后易致肛窦炎,严重者可形成肛门周围脓肿或肛瘘等。

通常将各肛柱上端的连线称肛直肠线,即直肠与肛管的分界线;将连接各肛柱下端与各肛瓣边缘的锯齿状环形线称齿状线,或称肛皮线。

齿状线以上肛管由内胚层的泄殖腔演化而来,其内面为黏膜,黏膜上皮为单层柱状上皮,癌变时为腺癌;齿状线以下肛管由外胚层的原肛演化而来,其内面为皮肤,被覆上皮为复层扁平上皮,癌变时为鳞状细胞癌。此外,齿状线上、下部分的肠管在动脉来源、静脉回流、淋巴引流、神经分布等方面都不相同,这在临床上具有很大的实际意义。

在齿状线下方有一宽约 1 cm 的环状区域称肛梳,或称痔环。表面光滑,因其深层有静脉丛,故呈浅蓝色。肛梳下缘有一不甚明显的环形线称白线,该线位于肛门外括约肌皮下部与肛门内括约肌下缘之间的水平,故活体肛诊时可触知此处为一环行浅沟即括约肌间沟。肛门是肛管的下口,为一前后纵行的裂孔,前后径 2～3 cm。肛门周围皮肤富有色素,呈暗褐色,并有汗腺(肛周腺)和丰富的皮脂腺。

肛梳部的皮下组织和肛柱部的黏膜下层内含有丰富的静脉丛,有时可因某种病理原因而形成静脉曲张,向肛管腔内突起形成痔。发生在齿状线以上的为内痔,发生在齿状线以下的为外痔,发生在齿状线上、下的为混合痔。由于神经分布的不同,所以内痔不疼,而外痔常感疼痛。

肛管周围有肛门内、外括约肌和肛提肌(见会阴)等。肛门内括约肌是由肠壁环行肌增厚形成的平滑肌管,环绕肛管上 3/4 段,从肛管直肠交界向下延伸到白线,故白线是肛门内括约肌下界的标志。肛门内括约肌有协助排便,但无括约肛门的作用。直肠壁的纵行肌与肛提肌一起形成纤维性隔,分隔肛门内、外括约肌,向下分散止于皮肤。肛门外括约肌为骨骼肌,位于肛管平滑肌层之外,围绕整个肛管。肛门外括约肌受意识支配,有较强的控制排便功能。

肛门外括约肌按其纤维所在部位,可分为皮下部、浅部和深部。皮下部位于内括约肌下缘和外括约肌浅部的下方,为围绕肛管下端的环行肌束,在肛门口附近和白线下方位于皮肤深层,如此部纤维被切断,不会产生大便失禁。浅部位于皮下部上方,为环绕内括约肌下部的椭圆形肌束,前后分别附着于会阴中心腱和尾骨尖。这是外括约肌附着于骨的唯一部分。深部位于浅部上方,为环绕内括约肌上部的较厚环行肌束。浅部和深部是控制排便的重要肌束。

肛门外括约肌的浅部和深部、直肠下份的纵行肌、肛门内括约肌以及肛提肌等,共同构成一围绕肛管的强大肌环称肛直肠环,此环对肛管起着极重要的括约作用,若手术损伤将导致大便失禁。

直肠与肛管主要有 2 种分界方式。一种是把齿状线作为肛管的上界,将从齿状线至肛门的一段长约 2 cm 的肠管称为肛管。另一种分法是把直肠穿过盆膈之处作为肛管的上界,即将从盆膈至肛门的一段长约 4 cm,并为肛提肌和肛门括约肌所包绕的一段肠管称为肛管。

第二节　炎症性肠病

一、溃疡性结肠炎

(一)病因与发病机制

至今尚未明确,目前认为主要与免疫异常有关。各种促发因素作用于易感

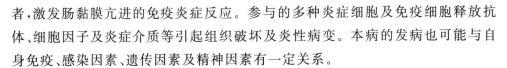

者,激发肠黏膜亢进的免疫炎症反应。参与的多种炎症细胞及免疫细胞释放抗体、细胞因子及炎症介质等引起组织破坏及炎性病变。本病的发病也可能与自身免疫、感染因素、遗传因素及精神因素有一定关系。

(二)病理

病变多在降结肠,由直肠、乙状结肠向上发展,重者累及全结肠,偶呈节段性。病变主要集中在黏膜层或黏膜下层,黏膜充血、水肿、变脆、触之易出血,常有密集细小的溃疡,肉眼观察呈磨砂玻璃样,并可形成沿肠纵轴的椭圆浅表溃疡,有的融成较大不规则溃疡,黏膜面覆有脓血黏液。基本病理变化:①各种炎性细胞浸润;②腺体紊乱、破坏、萎缩、基底膜断裂、消失;③隐窝脓肿、溃疡;④黏膜下水肿、纤维化;⑤杯状细胞减少,甚至消失,上皮再生。

病变可分活动期和缓解期。①活动期:黏膜毛细血管充血、扩张,间质水肿,重者基底膜断裂,黏膜及黏膜下有多量中性、嗜酸性细胞浸润,腺管杯状细胞减少,隐窝处中性粒细胞聚集,形成隐窝脓肿。进一步发展则上皮细胞变性坏死、脱落,腺管破坏形成糜烂、溃疡。②缓解期:黏膜充血、水肿消退,腺管上皮渐恢复,由于反复发作及持续慢性炎症,间质有多量淋巴细胞、浆细胞浸润,纤维组织增生,基底膜增厚,腺管基底和黏膜肌层形成较大断裂。腺管上皮增生,杯状细胞增多。腺管萎缩、变短、不规则、黏膜面积缩小,部分上皮再生、纤维组织增生、假息肉样突起形成黏膜桥。息肉成多发或密集分布,重者肠壁满布息肉,大小基本一致,也有大小不一者,呈亚蒂或无蒂。有时溃疡愈合形成瘢痕、使肌层纤维化、挛缩,晚期肠管狭窄、缩短。

(三)临床表现

1.消化系统表现

腹泻为最主要的症状,常为黏液脓血便。较轻者每日 2~4 次,严重者可达10 次以上。多数有腹痛,常为阵发性痉挛性绞痛,多局限于左下腹或下腹部。此外尚有里急后重、腹胀不适、恶心、呕吐等。

2.全身症状

体温正常或升高,急性期多出现发热。重症患者出现全身毒血症,衰弱、贫血、体重减轻和体力下降。

(四)辅助检查

1.实验室检查

粪便常规检查和培养不少于 3 次,根据流行病学特点,为除外阿米巴肠病、血吸虫病等疾病应做相关检查。常规检查包括血常规、血清蛋白、电解质、红细胞沉降率、C反应蛋白等。有条件者可行粪便钙防卫蛋白和血清乳铁蛋白等检查作为辅助指标。

2.结肠镜检查

结肠镜检查并活检是溃疡性结肠炎诊断的主要依据。结肠镜下溃疡性结肠炎病变多从直肠开始，呈连续性、弥漫性分布，表现：①黏膜血管纹理模糊、紊乱或消失，黏膜充血、水肿、质脆、自发或接触出血和脓性分泌物附着，亦常见黏膜粗糙、呈细颗粒状；②病变明显处可见弥漫性、多发性糜烂或溃疡；③可见结肠袋变浅、变钝或消失以及假息肉、桥黏膜等。内镜下黏膜染色技术能提高内镜对黏膜病变的识别能力，结合放大内镜技术，通过对黏膜微细结构的观察和病变特征的判别，有助溃疡性结肠炎诊断，有条件的单位可开展。

3.病理组织学检查

(1)活动期组织学表现。①固有膜内弥漫性急慢性炎症细胞浸润，包括中性粒细胞、淋巴细胞、浆细胞和嗜酸性粒细胞等，尤其是上皮细胞间中性粒细胞浸润及隐窝炎，乃至形成隐窝脓肿；②隐窝结构改变：隐窝大小、形态不规则，排列紊乱，杯状细胞减少等；③可见黏膜表而糜烂，浅溃疡形成和肉芽组织增生。

(2)缓解期组织学表现。①黏膜糜烂或溃疡愈合；②同时固有膜内中性粒细胞浸润减少或消失，慢性炎症细胞浸润减少；③隐窝结构改变：隐窝结构改变可加重，如隐窝减少、萎缩，可见潘氏细胞化生(结肠脾曲以远)。

溃疡性结肠炎活检标本的病理诊断：活检病变符合上述活动期或缓解期改变，结合临床，可报告符合溃疡性结肠炎病理改变。宜注明为活动期或缓解期。如有隐窝上皮异型增生(上皮内瘤变)或癌变，应予注明。

3.钡剂灌肠

检查所见：①黏膜粗乱和/或颗粒样改变；②肠管边缘呈锯齿状或毛刺样，肠壁有多发性小充盈缺损；③肠管短缩，袋囊消失呈铅管样。结肠镜检查遇肠腔狭窄镜端无法通过时，可应用钡剂灌肠检查、CT或MRI结肠显像显示结肠镜检查未及部位。

(五)诊断

溃疡性结肠炎缺乏诊断的金标准，主要结合临床表现、内镜和病理组织学进行综合分析，在排除感染性和其他非感染性结肠炎的基础上可按下列要点诊断。

(1)具有上述典型临床表现者为临床疑诊，安排进一步检查。

(2)同时具备上述结肠镜和/或放射影像特征者，可临床拟诊。

(3)如再加上上述黏膜活检和/或手术切除标本组织病理学特征者，可以确诊。

（4）初发病例如临床表现、结肠镜及活检组织学改变不典型者,暂不确诊溃疡性结肠炎,应予随访。

（六）治疗

1.一般治疗

活动期患者应有充分休息,以减少精神和体力负担,并予流质饮食,待病情好转后改为富营养少渣饮食。重症或暴发型患者应住院治疗,及时纠正水、电解质平衡紊乱,贫血者可输血,低蛋白血症者输注人血清蛋白。病情严重应禁食,并予完全胃肠外营养治疗。患者的情绪对病情会有影响,可予以心理治疗。

2.药物治疗

（1）氨基水杨酸制剂:柳氮磺吡啶是治疗本病的常用药物。其作用机制尚未完全清楚,可能是综合作用,通过影响花生四烯酸代谢的一个或多个步骤,抑制前列腺素合成,清除氧自由基而减轻炎症反应,抑制免疫细胞的免疫反应等。该药适用于轻、中型患者或重型经糖皮质激素治疗已有缓解者。

（2）糖皮质激素:对急性发作期有较好疗效。基本作用机制为非特异性抗炎和抑制免疫反应。适用于对氨基水杨酸制剂疗效不佳的轻、中型患者,特别适用于中型活动期患者及急性暴发型患者。

（3）免疫抑制剂:硫唑嘌呤或巯嘌呤可用于对激素治疗效果不佳或对激素依赖的慢性持续型病例,加用这类药物后可逐渐减少激素用量甚至停用。

3.手术治疗

（1）紧急手术指征:并发大出血、肠穿孔、重型患者特别是合并中毒性巨结肠经积极内科治疗无效且伴严重毒血症状者。

（2）择期手术指征:①并发结肠癌变;②慢性持续型病例内科治疗效果不理想而严重影响生活质量,或虽然用糖皮质激素可控制病情但糖皮质激素不良反应太大不能耐受者。一般采用全结肠切除加回肠造瘘术。为避免回肠造瘘缺点,近年采用回肠肛门小袋吻合术,既切除全结肠及剥离直肠黏膜和黏膜下层,又保留了肛门排便功能,大大改善了患者的术后生活质量。

4.活动期治疗方案的选择

根据病情严重程度和病变部位,结合治疗反应来决定。

（1）直肠炎:主要予以 5-氨基水杨酸或糖皮质激素保留灌肠,可辅以口服氨基水杨酸制剂。

（2）轻、中型结肠炎:先给予口服氨基水杨酸制剂,可辅以 5-氨基水杨酸或糖皮质激素保留灌肠;疗效不佳者改为口服糖皮质激素,病变广泛累及全结肠也可以一开始就给予口服糖皮质激素治疗。

(3)重型结肠炎:先给予静脉使用糖皮质激素后改口服;足量治疗 7 天症状无改善者需考虑给予以环孢素静滴或手术治疗。糖皮质激素疗效不佳或激素依赖的慢性持续型患者:加用免疫抑制剂如硫唑嘌呤治疗;仍疗效不佳或药物不良反应严重已明显影响生活质量者考虑手术治疗。

5.缓解期维持治疗

缓解期必须予以氨基水杨酸制剂维持治疗,维持治疗的剂量和疗程尚未统一,我国推荐以活动期有效治疗量的半量(如柳氮磺吡啶 2 g/d)维持治疗 1～2 年;对于病情重、复发频的患者维持治疗的剂量宜大、疗程宜长则是肯定的。对慢性持续型用硫唑嘌呤等免疫抑制剂能获得缓解者,则用原剂量免疫抑制剂作维持治疗。

二、克罗恩病

(一)病因及发病机制

克罗恩病的病因及发病机制末完全明了,可能与免疫异常、感染及遗传等因素有关。其中免疫因素最为重要。该病患者体液免疫和细胞免疫均异常,以肠道局部免疫紊乱为主。

(二)病理

病变同时累及回肠末段与邻近右侧结肠者为最多见,约占半数;只涉及小肠者占其次,主要在回肠,少数见于空肠;局限在结肠者约占 20%,以右半结肠为多见。病变可同时涉及阑尾、直肠、肛门。病变在口腔、食管、胃、十二指肠者较少见。

大体形态上,克罗恩病特点:①病变呈节段性或跳跃性,而不呈连续性;②黏膜溃疡的特点:早期呈鹅口疮样溃疡,随后溃疡增大,形成纵行溃疡和裂隙溃疡,将黏膜分割呈鹅卵石样外观;③病变累及肠壁全层,肠壁增厚变硬,肠腔狭窄。

组织学上,克罗恩病特点:①非干酪坏死性肉芽肿,由类上皮细胞和多核巨细胞构成,可发生在肠壁各层和局部淋巴结;②裂隙溃疡,呈缝隙状,可深达黏膜下层甚至肌层;③肠壁各层炎症,伴充血、水肿、淋巴管扩张、淋巴组织增生和纤维组织增生。

肠壁全层病变致肠腔狭窄可发生肠梗阻。溃疡慢性穿孔引起局部脓肿,或穿透至其他肠段、器官、腹壁,形成内瘘或外瘘。肠壁浆膜纤维素渗出、慢性穿孔

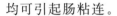

均可引起肠粘连。

(三)临床表现

1.消化系统表现

(1)腹痛:最常见症状,多位于右下腹或脐周,间歇性发作,痉挛性阵痛伴腹鸣。

(2)腹泻:一般无脓血和黏液,病变涉及下段结肠或肛门直肠者,可有黏液血便。

(3)腹部包块:见于10%~20%的患者,多位于右下腹与脐周。

(4)瘘管形成。

2.全身表现

发热,以间歇性低热或中度热常见。营养障碍,表现为消瘦、贫血、低蛋白血症等。

3.肠外表现

杵状指(趾)、关节炎、结节性红斑、坏疽性脓皮病、口腔黏膜溃疡等。

(四)辅助检查

1.实验室检查

贫血、外周血白细胞计数可增高、粪隐血阳性、血沉增快、C反应蛋白增高、血清免疫球蛋白增高等。

2.X线钡餐小肠造影或钡灌肠造影

病变呈节段性分布,多累及回肠及结肠。可见黏膜皱襞粗乱、纵行性溃疡或裂沟、鹅卵石征、肠腔狭窄、变硬、瘘管形成等表现。

3.内镜检查

内镜检查可见病变呈节段性分布,黏膜肿胀,多发性口疮样溃疡或纵行性、裂隙性溃疡,溃疡周围黏膜正常或增生呈鹅卵石样,肠腔狭窄,炎性息肉。组织活检有非干酪性肉芽肿形成。

4.CT检查

肠壁增厚、肠管狭窄、窦道和瘘管、炎性包块或脓肿形成等。

(五)诊断与鉴别诊断

诊断依据包括以下3点。①临床病理:肠管内外瘘管是本病的特征性体征;②辅助检查包括血沉、C反应蛋白检测,X线钡餐以及纤维结肠镜检查;③口腔出现口腔溃疡损害。

日本消化道病学会Crohn病专业委员会通过的诊断标准较为实用,其标准如下:①非连续性或区域性病变;②铺路石样表现或纵行溃疡;③全层性炎症病变(肿块或狭窄);④肉瘤样干酪性肉芽;⑤沟裂或瘘管;⑥肛门部病变(难治性溃疡)、非定型的痔瘘或肛裂。凡符合①、②、③条者为可疑,如再加上④、⑤、⑥条之中1条者可确诊。然而有第④条者只要①、②、③条中有2条即可诊断,但须除外肠结核、溃疡性结肠炎等其他疾病。

鉴别诊断:克罗恩病肠道损害应与白塞病鉴别。两者病变切除标本的微血管照相具有鉴别诊断意义。

(六)治疗

本病可自行缓解,但易复发。目前尚无特效疗法,药物治疗有望缓解病情。

1.抗感染治疗

常用柳氮磺胺吡啶治疗,此药在肠道内分解为5-氨基柳酸盐和磺胺吡啶,前者具有非特异性抗炎作用,后者则有抗菌作用。

2.免疫抑制剂

病情严重者多用皮质激素药物及硫唑嘌呤等免疫抑制剂,有较好的效果。

3.支持疗法

补充营养及电解质。

4.外科治疗

若有手术指征可考虑外科治疗,但是复发率极高,尽可能以内科保守治疗为主。

5.中药治疗

以清热解毒、活血化瘀、健脾利湿、补肾益气等治疗。可用白芍与延胡索。

第三节　结直肠息肉

一、病因及发病机制

结直肠息肉的病因及发病机制目前仍不清楚。研究证明影响腺瘤性息肉与结直肠癌发病的危险因素基本一致。目前初步证实:腺瘤的发生是多个基因改变的复杂过程,而环境因素改变致基因表达异常或突变基因在环境因素作用下表达形成腺瘤;而增生性息肉或炎性息肉则与感染和损伤相关。有研究已经证实息肉与 CD44 基因 mRNA 的表达明显相关。散发性结直肠肿瘤中,结直肠息肉和癌组织 APC 基因突变率无显著差异,而在正常结直肠黏膜、炎性息肉和增生性息肉中均无突变。

二、病理

(一)腺瘤性息肉

腺瘤是息肉中最常见的一种组织学类型。腺瘤在病理切片中除可见管状腺体结构外,还常伴乳头状成分,亦即绒毛状成分,根据组织学中 2 种不同结构成分所占比例决定腺瘤的性质。

1.管状腺瘤

管状腺瘤是最常见的组织学类型,占腺瘤的 60%～80%,发病率随年龄增加而增加,在小于 20 岁的年轻人中极少存在。多为带蒂型(占 85%),亚蒂、无蒂少见。常多发,<0.5 cm 的小腺瘤多由正常的黏膜覆盖,多数管状腺瘤为 1.0～2.0 cm 大小,少数>3 cm,腺瘤的恶变与其大小直接相关。常有蒂、呈球状或梨状,表面光滑,可有浅沟或分叶现象,色泽发红或正常,质地软。活检组织学检查管状腺瘤由密集的增生的腺体构成,腺体大小、形态不一致,常见有分枝和发芽。多数管状腺瘤仅表现为轻度不典型增生。然而,可以有高达 20% 的表现为重度非典型增生、原位癌或浸润性癌,仅 5% 管状腺瘤是恶性的。

2.绒毛状腺瘤

绒毛状腺瘤较少见,又称乳头状腺瘤,这是一种癌变倾向极大的腺瘤,一般癌变率为 40%,故被认为是一种癌前病变,其发病率仅为管状腺瘤的 1/10,好发于直肠和乙状结肠,临床所见绝大多数为广基型,呈绒毛状或粗颗粒状隆起,伴有宽广的基底,有时可侵占肠周径的大部分,其表面可覆盖一层黏液,质地较管状腺瘤为软。在少数病例中绒毛状腺瘤可以有蒂,活动度极大。体积大,一般直径>3.0 cm,可达 10～20 cm。活组织检查见绒毛结构占据腺瘤的 80% 以上。

3.绒毛状管状腺瘤

这类息肉兼有管状腺瘤和绒毛状腺瘤两种组织学特点。即有分支状的腺体,同时也有像手指一样突起的长长的腺体。绒毛状管状腺瘤是 10～20 mm 息肉中最常见的一种。其恶变率介于管状腺瘤与绒毛状腺瘤之间。

(二)炎性息肉

炎性息肉是由对炎症反应的再生上皮组成。可以继发于任何一种炎症反应,但是最常见的原因是溃疡性结肠炎。炎性息肉也可以继发于感染性疾病,例如阿米巴性结肠炎、慢性血吸虫病或细菌性痢疾。炎性息肉没有恶变倾向，但是，对溃疡性结肠炎患者，可以有某些部位的异型性改变或恶性变同时存在。

1.假息肉病

假息肉病主要发生于慢性溃疡性结肠炎或克罗恩病，由于慢性炎症刺激，形成多发性肉芽肿。在其形成的早期，如炎症能获控制，肉芽肿有可能随之消失。但如慢性炎症不能得到有效的控制，而呈持久的慢性刺激，肉芽肿就有恶变的可能。癌变率与病程长短往往呈正相关。病程超过 30 年时癌变率高达 13％～15％。慢性溃疡性结肠炎具有极高的癌变率，是公认的癌前病变之一。因此，对这些假息肉病应慎重处理。

2.炎性息肉

炎性息肉指单发的非特异性炎症所引起的息肉，组织结构与上述相同，但不会癌变。往往炎症消退后，息肉可自行消逝。

3.血吸虫性息肉

在慢性血吸虫病时，大肠黏膜下常有血吸虫卵沉着，其周围伴纤维组织增生，或形成虫卵结节。当虫卵多时，固有膜内亦可有虫卵沉着，并破坏腺管和引起增生。一般血吸虫卵结节体积不大，呈小球状或条索状，并常呈簇状分布，外观中央呈橘黄色，周围呈灰白色。在长期慢性、反复感染的病例，这类息肉可进一步发展成炎性肉芽肿，具有很大癌变倾向，也是一种癌前病变。

4.良性淋巴样息肉

直肠具有丰富的淋巴组织，在肠道炎症时，直肠黏膜下的淋巴滤泡即可增生并形成息肉而突入肠腔。因此，所谓息肉实质上是增生的、高度活跃的淋巴样组织。细胞分化成熟，其上覆盖有正常的直肠黏膜上皮，是一种良性病变，应与恶性淋巴瘤区分。因为本病不会恶变，无需做肠断切除。

（三）错构瘤性息肉

幼年性息肉是一种错构瘤，属大肠黏膜上皮的错构瘤，又称先天性息肉，主要发生于儿童，以 10 岁以下多见，尤以 5 岁左右为最多。息肉好发于直肠和乙状结肠，多数发生在距肛缘 5 cm 以内的直肠内。

息肉多呈圆球形或椭圆形，鲜红、粉红或暗红色，表面光滑，如继发感染可呈现粗糙颗粒状或分叶状。其大小平均 1 cm 左右，多数有蒂。组织学上息肉蒂为正常结直肠黏膜，当形成息肉时，结直肠黏膜上皮即转为慢性肉芽组织，由大量结缔组织、血管组织、单核细胞和嗜酸性细胞浸润，其中还有许多黏液腺增生和含有黏液囊肿组成。因此，组织学上这不是肿瘤，也不属肿瘤性质，而是正常组织的异常组合,故称为错构瘤。

(四)增生性息肉

增生性息肉是在结肠和直肠内发现的最常见的非肿瘤性息肉,常常是多发的,多无蒂,直径多<5 mm;>10 mm 的增生性息肉非常罕见。组织学方面,增生性息肉表现为黏膜隐窝拉长的正常乳头状的表现。没有细胞异型表现。隐窝基底可见有丝分裂,表现为正常的成熟过程。其发生机制尚不清楚,可能与正常细胞在成熟过程中未脱落有关。

三、临床表现

(1)大多数息肉并无任何自觉症状,而在纤维结肠镜检查或 X 线钡剂灌肠造影时无意中发现。大肠息肉约半数无临床症状,仅当发生并发症时才被发现,其表现:①肠道刺激症状,腹泻或排便次数增多,继发感染者可出现黏液脓血便。②便血可因部位及出血量而表现不一,高位者粪便中混有血,直肠下段者粪便表面附有血,出血量多者为鲜血或血凝块。③肠梗阻及肠套叠,以盲肠息肉多见。④位于直肠内较大的有蒂息肉可随排便脱出肛门外,甚至需反复手法帮助回纳。偶尔,蒂细长的息肉可发生蒂部扭转,坏死而自行脱落。

(2)炎性息肉主要表现为原发疾病如溃疡性结肠炎、肠结核、克罗恩病及血吸虫病等的症状,炎性息肉乃原发疾病的表现之一。

四、辅助检查

(1)活检可明确诊断与病理类型。

(2)乙状结肠镜或全结肠镜检查可明确诊断。

(3)X 线钡灌肠检查有助于多发结肠息肉的诊断。

五、诊断与鉴别诊断

对可疑的患者需行乙状直肠镜或纤维结肠镜检查,同时摘除数个息肉送病理化验;一般还需做双对比钡灌肠检查以明确整个结肠息肉的多少及分布情况。如息肉呈弥漫性分布,数目超过 100 个,活检证实为腺瘤,加上家族史则可确诊为本病。其他条件符合,虽没有家族史也不能排除本病,因可能有新的基因突变者出现。一旦发现先证者,应对其家系成员进行遗传学调查和定期随诊,以便早期发现新的病例。如条件许可,应行基因检测加以确认。

本病须与消化道的各种息肉病,主要包括错构瘤性息肉病、家族性幼年性息肉病、炎症性息肉病、增生性息肉病相鉴别。

六、治疗

肠镜下息肉电切术安全、有效、简单,已经基本取代了传统的开腹手术。其中高频电息肉切除术是最成熟也是最普及的肠镜治疗方法,还可以选择行内镜下黏膜切除术或内镜下黏膜剥离术。腺瘤肠镜下治疗的关键是保证治疗的彻底性。对于广基或巨大息肉,有条件的单位可以双镜联合(内镜与腹腔镜)行息肉切除,以保证切除彻底性并减少并发症。术后应行全瘤病理检查并特别注意观察标本边缘有无癌组织浸润。对腺瘤癌变的处理应根据癌变浸润深度和腺瘤部位来决定,凡符合下列情况者应追加外科根治性切除术:①腺瘤基底部发生癌变已浸润至黏膜下层者;②癌细胞分化程度包括低分化与未分化癌;③癌细胞已浸润淋巴管、血管、神经周围或血管内发现癌栓;④切缘有癌组织。

如息肉位于腹膜反折下直肠内时(距肛缘 6~8 cm 内,直肠指检可触及范围内),可经肛门直视下予以局部切除。对位于黏膜内的局灶性癌或原位癌,局部切除已经足够。黏膜下癌则在局部切除后可加做术后辅助性放疗,对已经浸润至肌层的病例,则应追加根治性经腹直肠切除术。对位于腹膜反折以上直肠或结肠内的广基腺瘤癌变,因为不涉及切除肛门和永久性结肠造口的问题,多以经腹病变肠段切除为首选。现在有条件的医院对距肛缘 16 cm 以内的适合局部切除的肿瘤可采用经肛内镜显微手术。

第四节　结　直　肠　癌

一、病因

结直肠癌病因尚未明确,但与结直肠癌发生相关的高危因素不断被认识。结直肠癌的发生有明显的家族倾向,约 1/3 的结肠癌有家族聚集现象,结直肠癌患者的一级亲属罹患结直肠癌的概率是正常人群的 2~3 倍。过多的动物脂肪及动物蛋白饮食,缺乏新鲜蔬菜及纤维素食品,缺乏体力活动是结直肠癌的易患因素。结肠腺瘤、溃疡性结肠炎以及结肠血吸虫病与结直肠癌的发生有密切关系。

结直肠癌分为遗传性、散发性两种。前者主要包括家族性腺瘤性息肉病和遗传性非息肉病性结直肠癌,遗传性结肠癌有家族史明显、发病年龄轻等特点。

二、病理

(一)结肠癌的癌前疾病与癌前病变

目前,家族性腺瘤性息肉病、炎症性肠病等疾病被认为是结直肠癌的癌前疾病。通常将腺瘤性息肉看做是癌前病变,一般腺瘤越大、形态越不规则、上皮异型增生越重,癌变的机会越大。

(二)结肠癌的大体病理

1.早期结肠癌

早期结肠癌是指病变仅限于结肠黏膜或黏膜下层的结肠癌。普通结肠镜观察不易发现早期微小病变,由于病灶与周围组织差异不明显,往往容易被忽略。经特殊染色后,能显示出黏膜表面的细小凹凸病变,结合放大内镜更能清楚显示病灶表面的性状及形态学特点。

2.进展期结直肠癌

(1)隆起型:肿瘤向肠腔内突出生长,多见于相对较早阶段的肿瘤。

(2)溃疡型:此型最常见。隆起型肿瘤体积不断增大,肿瘤中央坏死,可形成深浅不一的溃疡,转为溃疡型。

(3)浸润型:该型肿瘤以在肠壁各层内浸润性生长为特点,容易导致肠腔狭窄。

(三)结肠癌的组织病理

1.腺癌

腺癌是最常见的组织学类型,占所有结直肠癌的75%~85%。根据腺体排列结构分为管状腺癌和乳头状腺癌,以管状腺癌最为常见。根据其分化程度又可分为高分化腺癌、中分化腺癌和低分化腺癌。

2.黏液腺癌

黏液腺癌由分泌黏液的癌细胞构成,约占所有结直肠癌的10%,癌组织中有大片的黏液为其特征。恶性程度高,预后较腺癌差。部分黏液腺癌中存在较多的印戒细胞,又称为印戒细胞癌,预后尤差。

3.未分化癌

癌细胞较小,成圆形或不规则形,癌细胞排列不规则,不形成腺体样结构。未分化癌易呈浸润性生长,易侵入小血管和淋巴管,预后最差。

4.鳞癌和腺鳞癌

鳞癌和腺鳞癌较少见。主要见于直肠下段或肛管,腺鳞癌由腺癌细胞和鳞癌细胞构成,其分化程度多为中度或低度。

(四)结肠癌的扩散和转移

1.直接浸润

结直肠癌起源于肠黏膜,可沿着 3 个方向浸润扩散,沿肠管纵轴向上下、环绕肠管蔓延以及向肠壁深层发展。结直肠癌环向蔓延快于纵向,估计直肠癌绕肠一周所需时间为 1 年半至 2 年。结肠癌沿肠管纵轴浸润的距离一般不超过 8 cm。直肠癌向纵向浸润发生较少,大量研究显示,直肠癌向远端肠壁浸润超过 2 cm 的概率约 2.5%。手术下切缘无癌的情况下直肠癌的 5 年生存率、局部复发率与直肠远端切除距离无关。直肠癌很少向远端浸润是目前保肛手术适应证逐步放宽的病理学依据。浆膜有阻止结直肠癌向外浸润的能力,因而结直肠癌侵犯周围器官更常见于无腹膜覆盖部位的癌肿,如直肠癌侵犯前列腺、膀胱、阴道、盆腔侧壁,升结肠癌侵犯十二指肠、胰腺和侧后腹壁的肌肉组织等。

2.淋巴结转移

淋巴结转移是结直肠癌转移的主要途径。

(1)结肠的淋巴结可分为 4 组。①结肠上淋巴结:主要位于脂肪垂内;②结肠旁淋巴结:主要沿结肠的边缘血管弓分布;③中间淋巴结:沿供应结肠的主要分支血管分布,如结肠中动脉、左结肠动脉、右结肠动脉周围淋巴结;④中央淋巴结:主要沿肠系膜上动静脉以及肠系膜下动脉根部分布。结肠癌淋巴结转移有两个方向,一是由①到④,从外周向中央转移,二是沿边缘动脉弓与肠管平行的方向转移,研究发现距肿瘤远侧和近侧 7 cm 的肠旁淋巴结转移的概率仍有 10%左右,这是结肠癌近远端肠管切除距离不得低于 10 cm 的理论基础。

(2)直肠的淋巴结转移主要有 3 个方向。①向上方转移:沿直肠上动脉向肠系膜下动脉根部及腹主动脉前方转移,这是直肠癌转移的主要方向;②向侧方转移:腹膜反折附近及其下方的直肠癌(中低位直肠癌)可向侧方沿直肠下动脉旁淋巴结引流到盆腔侧壁的髂内淋巴结;③向下方转移:向下可沿肛管动脉及阴部内动脉旁淋巴结转移至腹股沟淋巴结。直肠癌以向上和向侧方淋巴结转移为主,向下逆向淋巴结转移的发生率较低,这也是直肠癌保肛手术的又一理论依据。

3.种植转移

结直肠癌常见的种植方式可理解为以下 3 种情况。

(1)腹腔种植:当结直肠癌侵犯浆膜外时,癌细胞可从浆膜面脱落至腹腔内其他器官表面或未经保护的手术切口,引起腹腔或手术切口种植转移。腹腔种植转移是一个复杂的生物过程,好发部位有大网膜、肠系膜、膀胱直肠陷凹、子宫直肠陷凹等,以盆腔 Douglas 窝附近最为常见;种植于子宫直肠窝的癌结节可通过阴道或直肠指检触及硬结,此体征是癌症腹腔内广泛转移的表现,阳性时应慎重考虑手术指征。

(2)肠腔种植:由于大便摩擦和癌灶坏死脱落,癌细胞可脱落入肠腔,在黏膜完整时,癌细胞不会种植生长,但若肠黏膜有损伤,癌细胞则可黏附于破损处,发生种植转移,这也可能是大肠癌常有多发病灶的原因之一。

(3)系膜脂肪内的种植转移:研究发现结直肠癌周围的系膜脂肪内可存在与癌肿主体孤立,且不具备淋巴结结构的癌结节或癌巢,这一现象在直肠癌尤为突出,可将这一现象理解为癌细胞在系膜脂肪组织内的种植转移。直肠系膜内的癌巢可出现在距肿瘤下缘 4 cm 处的系膜脂肪组织内,因而直肠癌手术时必须切除距肿瘤 5 cm 以上的系膜或行直肠全系膜切除,并且保证脏层筋膜的完整性,以避免因残留含有癌细胞的系膜组织而复发或脏层盆筋膜破裂后癌细胞脱落至盆腔内发生种植转移。

4.血行转移

结直肠癌晚期常可通过血行转移至肝、肺、骨、脑等器官。这些转移主要通过 3 条途径。

(1)通过肠系膜上、下静脉沿门静脉转移至肝,结直肠癌肝转移是最常见的远处转移方式,10%～30%的结直肠癌患者初诊时即有肝转移。结直肠癌伴肠梗阻时,肠蠕动的挤压或手术中的挤压也易造成血行转移。

(2)位于腹膜间位和腹膜外位肠段的癌肿发展到一定阶段可与后腹壁的静脉建立侧支循环,癌细胞通过腰静脉汇入奇静脉及副奇静脉系统,由于该系统静脉无静脉瓣且压力低,血流是双向的,因而癌细胞既可转移向肺,也可转移向躯干骨,这是在没有肝转移的情况下出现肺及骨转移的主要转移途径。

(3)直肠中下段的肿瘤可通过肛管静脉、直肠下静脉沿髂内静脉回流转移至肺。

三、临床表现

大肠癌早期无症状或症状不明显,可仅有胃肠不适和消化不良。随着癌肿发展症状逐渐出现,大肠癌因其发病部位不同而表现出不同的临床症状及体征。

(一)右半结肠癌

因解剖不同,右半结肠肠腔宽大,早期不易发生梗阻,肿瘤生长至一定体积才会出现腹部症状,导致肿瘤确诊时一般分期较晚。临床表现以食欲缺乏、恶心、呕吐、贫血、疲劳、腹痛为主。

(二)左半结肠癌

左半结肠肠腔较右半结肠肠腔窄,更容易引起完全或部分性肠梗阻,确诊常早于右半结肠。其临床表现以肠道阻塞导致大便习惯改变,出现便秘、便血、腹泻、腹痛、腹部痉挛、腹胀等为主。

(三)直肠癌

直肠癌呈环状生长者,致肠腔缩窄,早期表现为粪柱变形、变细,晚期表现为不全性梗阻。癌肿部位较低、粪块较硬者受粪块摩擦引起出血,多为鲜红或暗红色,不与成形粪便混合或附于粪柱表面,注意与痔出血鉴别。病灶刺激和肿块溃疡的继发性感染,引起里急后重,注意与肠炎或菌痢鉴别。

四、辅助检查

(一)实验室检查

大便潜血为阳性,血清癌胚抗原可升高。

(二)影像学检查

(1)X线钡灌肠检查可见结肠有充盈缺损、黏膜破坏、肠壁僵硬、肠腔狭窄等征象。

(2)全结肠镜检查和活检可明确诊断。

(3)B超检查可初步了解有无腹部肿块及有无肝转移。

(4)CT扫描可发现肝内有无转移灶以及腹主动脉旁淋巴结有无肿大。结肠CT重建及仿真内镜检查有助于结肠癌的定位诊断。

五、诊断

结直肠癌的确诊主要依靠内镜及组织活检,进展期结直肠癌从症状到内镜诊断都比较容易。不同部位结直肠癌有各自的诊断要点。

(1)右半结肠癌的诊断要点:①不明原因的贫血和乏力;②腹胀、消化不良;③持续性右下腹隐痛不适;④右侧腹部可扪及包块;⑤大便潜血阳性;⑥结肠镜获得病理学依据。

(2)左半结肠癌的诊断要点:①排便习惯改变,便次增多或便秘,或便秘与腹泻交替;②血便或黏液便;③结肠梗阻性症状,如排便困难、便秘、肛门排气减少和腹部胀痛;④结肠镜获得病理学依据。

六、鉴别诊断

(一)痔

直肠癌常被误为痔,一般内痔多为无痛性出血,色鲜不与大便相混,而肠癌患者的便血常伴有黏液和直肠刺激症状,直肠指检和乙状结肠镜检可资鉴别。

(二)阿米巴肠炎

当病变演变成慢性期,溃疡基底部肉芽组织增生及周围纤维增生,使肠壁增厚,肠腔狭窄,易被误诊为癌肿,此时须做活检。

(三)肠结核

肠结核发病年龄较轻,既往多有其他器官结核史,好发于回盲部。但增生性肠结核,由于大量结核性肉芽肿和纤维组织增生,使肠壁变厚、变硬,易与盲肠癌混淆,须做病理活检才能明确诊断,X线钡餐检查,可发现病灶处的激惹现象或跳跃现象,对诊断有帮助。

(四)局限性肠炎

局限性肠炎好发于青年,常见有腹痛、腹泻、发热、消瘦、贫血、食欲减退、恶心、呕吐、腹块及瘘管形成等症状和体征,经X线钡餐和纤维结肠镜可以鉴别。

(五)慢性菌痢

患者可表现腹痛、腹泻、少有脓血便,轻度里急后重,经大便培养,钡灌肠及内镜检查,不难作出诊断。

(六)溃疡性结肠炎

溃疡性结肠炎症状颇似慢性菌痢,但有反复发作史,大便培养阴性,乙状结肠镜检可见黏膜呈细颗粒状改变,血管纹理消失,伴红斑状充血以及椭圆形小溃疡,其表面常覆以黄白色渗出物,严重者有大的不规则溃疡。

(七)大肠肿瘤其他鉴别诊断

如花柳性淋巴肉芽肿,直肠子宫内膜异位症,结肠憩室炎等,可借助症状、体征、X线检查和纤维肠镜检查以资鉴别。

七、治疗

外科手术仍然是治疗结直肠癌的主要方法。外科手术的目的在于切除足够长度的肿瘤受累肠段、区域淋巴结清扫以及消化道重建。结肠癌要求切除距肿瘤边缘不低于10 cm的肠段。根治性结直肠癌手术淋巴结清扫的范围不应低于中间淋巴结清除(D_2)。

(一)结肠癌的内镜局部切除治疗

主要适用于局限在黏膜内及黏膜下的早期结肠癌和癌性息肉。主要方法有电凝切除、圈套切除和内镜下黏膜切除术。术后必须对切除的标本进行连续切片病理检查,满足以下条件可不追加外科手术治疗:①肿瘤<3 cm;②T_1;③分化等级为Ⅰ或Ⅱ(高中分化);④无血管及淋巴管受侵犯;⑤切缘阴性。

(二)右半结肠癌的手术

右半结肠切除术主要适用于回盲部癌、升结肠癌、结肠肝曲癌。切除范围包括末端10~20 cm的回肠、升结肠和右半横结肠。切断回结肠动脉、右结肠动脉及总结肠动脉右支并清扫其根部淋巴结,行回肠与横结肠吻合。对于右半横结肠癌可行扩大的右半结肠切除术,切除范围在前述基础上还包括中结肠动脉主干及周围淋巴结和横结肠大部。

(三)横结肠癌的手术

由于靠近肝曲或脾曲的横结肠癌主要采取右半结肠切除术或左半结肠切除术治疗,因而横结肠切除术主要适用于位于横结肠中部癌,切除范围包括横结肠及其系膜、大网膜,可根据肿瘤部位及吻合张力情况切除部分升结肠或降结肠。

(四)左半结肠癌的手术

左半结肠切除术主要适用于结肠脾曲癌、降结肠癌和乙状结肠癌。其切除范围包括横结肠左半、降结肠、乙状结肠及其相应系膜和左半大网膜。行横结肠与直肠或乙状结肠的吻合。部分乙状结肠中下段癌,如肿瘤小,乙状结肠足够长,可行单纯乙状结肠切除术。

(五)直肠癌的手术

直肠癌手术较结肠癌手术复杂。从外科手术的角度,将直肠癌分为低位直肠癌(距齿状线5 cm以内)、中位直肠癌(距齿状线5~10 cm)和高位直肠癌(距齿状线10~15 cm)。直肠癌手术切除的范围包括肿瘤、足够的两端肠段、受侵犯的邻近器官组织以及全直肠系膜或肿瘤下方5 cm以内的直肠系膜等。全系膜切除)已成为治疗中低位直肠癌的金标准。直肠周围的血管脂肪组织为盆筋膜的脏层所包裹形成直肠系膜,由于直肠系膜内脂肪组织中可能存在转移的癌结节和淋巴结,直肠系膜的不完整切除有可能导致系膜内癌细胞的残留或脱落种植,这就要求中低位直肠癌手术时在盆筋膜脏层与盆筋膜壁层的无血管间隙游离直肠,保证脏层筋膜的完整性。分离层面的向内或向外偏移均是不利的,脏层筋膜以内的游离将增加局部复发的风险,在无血管间隙外侧游离将导致盆腔自主神经的损伤,从而导致男性患者阳痿或排尿功能障碍。研究表明全系膜切除技术的采用使直肠癌的 5 年生存率由 50%上升到 75%,术后局部复发率明显下降(由 30%降至 5%),阳痿和膀胱排尿功能障碍发生率明显下降。

直肠癌根据肿瘤大小、部位、肿瘤浸润深度、组织分化程度的不同,可采取以下手术方式。

1.局部切除术

直肠癌的局部切除方法有以下 5 种。①肠镜治疗;②经肛内镜显微外科手术:适合于距肛门 16 cm 以内的早期直肠癌,与肠镜治疗相比,优势在于创面可以缝合,避免了术后出血和穿孔等并发症;③经肛切除术;④经骶后途径,即传统的后切除术,又可分为经骶骨途径和经骶骨旁途径;⑤经前路括约肌途径:即经阴道切开括约肌及直肠前壁,暴露并切除肿瘤。

直肠癌局部切除的主要适应证:①肿瘤位于直肠中下段;②直径 3 cm;③肿瘤位于黏膜下层以内,未侵及肌层;④组织学分化为高中分化腺癌。

2.经腹会阴联合直肠癌切除术

经腹会阴联合直肠癌切除术亦称 Miles 手术。手术切除的范围包括乙状结肠远端、全部直肠、肠系膜下动脉及其区域淋巴结、肛门及括约肌,于左下腹行永久性结肠造口。该术式曾经是治疗中低位直肠癌的主要术式,随着全系膜切除技术的广泛应用及吻合器的使用,越来越多的中低位直肠癌患者接受保留肛门手术。Miles 手术主要适用于肿瘤距肛门括约肌太近,保留肛门无法获得安全的下端切缘或术前肛门括约肌功能差的低位直肠癌患者。

3.直肠癌前切除及低位前切除术

直肠癌前切除及低位前切除术即 Dixon 手术,是目前使用最多的直肠癌根治术。前切除是指经腹切除腹膜反折以上的直肠和部分乙状结肠,而低位前切除范围还包括腹膜反折以下的直肠。由于大量的临床病理研究认识到直肠癌向远端肠壁浸润的范围小,仅约 2.5%的病例癌肿向远端播散的距离超过 2 cm。对于低位直肠癌是否采用低位前切除术,除了充分考虑肿瘤部位及肿瘤下缘距齿状线的距离外,还应综合考虑浸润转移范围、肿瘤分化程度、患者年龄、术前肛门括约肌功能等因素个体化对待。由于吻合口位于齿状线附近,患者在术后较长的一段时间内存在大便次数增多、排便控制能力差,甚至肛门糜烂、疼痛等情况,通过采用"J"形储袋或结肠成形术可改善术后排便功能。

4.经腹直肠癌切除、近端造口远端关闭术

经腹直肠癌切除、近端造口远端关闭术即 Hartmann 手术,适合于全身情况很差,不能耐受 Miles 手术或因急性肠梗阻等原因不宜行 Dixon 手术的直肠癌患者。

(六)结直肠癌伴肠梗阻的手术原则

结肠癌伴急性肠梗阻时近端肠管明显扩张、血供相对不足以及近端肠管内细菌过度繁殖,大大增加了一期切除吻合后发生吻合口瘘的风险。传统的处理方法是行近端肠管造口解除梗阻,再二期切除吻合或一期切除肿瘤远端关闭近端造瘘术(Hartmann 手术)。对于右半结肠癌梗阻,由于小肠的血液循环及愈合能力较结肠好,也可考虑一期切除回结肠吻合。

(七)结直肠癌肝转移的处理原则

结直肠癌伴肝转移时并非外科手术切除肠道原发病灶的禁忌证,除非肝脏已经是弥漫性转移。切除原发灶不仅能有效控制肠道出血与梗阻,提高患者的生活质量,同时对于可切除的肝脏转移病灶行外科手术切除后的 5 年生存率可高达 35%~40%。

(八)腹腔镜技术在结直肠癌中的应用

腹腔镜技术在结直肠癌手术中已获得了广泛的开展。在结肠癌方面,腹腔镜手术可达到与开腹手术相同或更优的长期治疗效果。在直肠癌方面,腹腔镜手术与开腹手术相比具有如下优点:①出血少、创伤小、切口小、恢复快;②对盆筋膜脏壁层之间疏松结缔组织间隙的判断和入路的选择更为准确。

第五节 肛 周 疾 病

一、痔

(一)病因

病因尚不完全清楚,目前主要有以下学说。

1.静脉曲张学说

该学说认为痔的形成由静脉扩张淤血引起。直肠静脉属门静脉系,无静脉瓣;静脉管壁薄、位置浅;末端直肠黏膜下组织松弛等均是构成血液淤积扩张的原因。另外,便秘、妊娠、前列腺肥大、盆腔肿瘤等使腹内压增高引起血液回流障碍,直肠静脉扩张、淤血。

2.肛垫下移学说

近年来,不少学者通过现代细微的组织学研究,认为痔不是病,是由静脉窦、平滑肌、结缔组织、肛管弹性肌组成的人体正常器官——肛垫。其作用是参于肛门的闭合与控便功能。正常情况下,肛垫随着肛门的收缩和张开而上下移动。只有在某些原因使肛管弹性肌损伤、变性,弹性减退,肛垫下移扩张、淤血的情况下才形成痔病。

(二)分类和临床表现

1.内痔

内痔是肛垫的支持结构、血管丛及动静脉吻合发生的病理改变和移位,内痔的临床表现是出血和脱出,可伴发排便困难、血栓、嵌顿及绞窄。内痔分为以下4度。

Ⅰ度:排便带血,滴血或喷射状,便后出血停止,无痔核脱出。

Ⅱ度:排便带血,排便时有痔核脱出,便后可自行还纳。

Ⅲ度:偶有排便带血,排便、劳累和负重时有痔核脱出,需用手还纳。

Ⅳ度:偶有便血,痔核脱出不能还纳。

2.外痔

外痔是直肠下静脉属支在齿状线远侧表皮下静脉丛病理性扩张、血栓和纤维化,主要表现为肛门不适、潮湿不洁、肛门瘙痒等。外痔如果有血栓形成,称为血栓性外痔,有肛门剧痛。

3.混合痔

混合痔是内痔通过静脉丛和相应部位的外痔静脉丛相互融合。表现为两种痔同时存在,大多是Ⅲ度以上内痔合并外痔。有时混合痔加重,环状脱出肛门外成为环状痔。环状痔易被肛门括约肌压迫引起嵌顿,发生淤血、坏死,临床上称为嵌顿性痔或绞窄性痔。

(三)诊断

主要靠肛门直肠检查。除Ⅰ度内痔外,其他三度都可在肛门视诊下见到。直肠指诊可以了解有无其他病变,如直肠癌、直肠息肉等。最后做肛门镜检查以观察痔块情况及直肠黏膜有无充血、水肿、溃疡等。血栓性外痔表现为肛周暗紫色长条圆形肿物,表面皮肤水肿、质硬、压痛明显。必要时纤维结肠镜及钡灌肠检查除外其他肠道病变。

(四)鉴别诊断

1.直肠癌

临床上常将直肠癌误诊为痔,延误治疗。误诊的主要原因是仅凭症状来判断,未进行直肠指诊及肛门镜检查,因此在痔判断中常规应行直肠指诊及肛门镜检查。直肠癌为高低不平硬块,表面有溃疡,肠腔常狭窄。

2.直肠息肉

低位带长蒂的直肠息肉若脱出肛门外有时误诊为痔脱垂,前者多见于儿童,为圆形、有蒂、可活动。

3.直肠脱垂

直肠脱垂有时误诊为环状痔,但直肠脱垂黏膜为环形、表面光滑、括约肌松弛。后者黏膜呈梅花状、括约肌不松弛。

(五)治疗

应遵循三个原则:①无症状的痔无需治疗;②有症状的痔重在减轻或消除症状,而非根治;③以保守治疗为主。

1.一般治疗

保持大便定时通畅软便,热水坐浴,肛门内使用栓剂。痔脱垂并水肿及感染者,一般先行非手术疗法,适当应用镇痛药物,同时使用抗生素,炎症及水肿消退后再按上述方法治疗。血栓性外痔有时经局部热敷,外敷消炎止痛药物后,疼痛缓解而不需手术。

2.注射硬化剂治疗

该疗法适用于出血性内痔,有炎症溃疡血栓形成的禁用。

3.红外线照射疗法

该疗法适用于Ⅰ、Ⅱ度内痔。

4.胶圈套扎法

该疗法适用于Ⅰ、Ⅱ、Ⅲ度内痔。

5.多普勒超声引导下痔动脉结扎术

该疗法适用于Ⅱ~Ⅳ度内痔。

6.手术疗法

(1)痔单纯切除术:适用于Ⅱ、Ⅲ度内痔和混合痔治疗。可取侧卧位、截石位或俯卧位,在局麻或骶管麻醉下进行。先扩肛至4~6指,显露痔块,在痔块底部两侧做"V"形切口,分离静脉团,显露肛管外括约肌。用止血钳于底部钳夹,贯穿缝扎后,切除缝扎线远端痔核。齿状线以上黏膜用可吸收线缝合;齿状线以下皮肤切口不予缝合,创面凡士林油纱布填塞。嵌顿痔也用同样方法切除。

(2)吻合器痔固定术:也称吻合器痔上黏膜环切术。主要适用于Ⅲ、Ⅳ度内痔、非手术治疗失败的Ⅱ度痔核环状痔,直肠黏膜脱垂也可采用。其主要方法是使用管状吻合器环形切除距齿状线 2 cm 以上的直肠黏膜 2～4 cm,使下移的肛垫上移固定。此术式与传统的手术比较,具有手术时间短、疼痛轻微、患者恢复快等优点。

(3)血栓性外痔剥离术:适用于治疗血栓性外痔。在局麻下将痔表面的皮肤切开,摘除血栓,伤口填入油纱布,不予缝合创面。

二、肛裂

肛裂是齿状线下肛管皮肤层裂伤后形成的小溃疡。方向与肛管纵轴平行,长 0.5～1.0 cm,常引起肛门剧痛。多见于中青年人,发生部位多于前或后正中线上。

(一)病因

肛裂的病因与多种因素有关。长期便秘引起排便时干结粪便机械性创伤是肛裂形成的直接原因。另外,肛管与直肠成角解剖异常及局部韧带血供不良、伸缩性能差也可能是肛裂形成的原因。

(二)病理

急性肛裂可见裂口边缘整齐,底浅,呈红色并有弹性,无瘢痕形成。慢性肛裂反复发作,底深且不整齐,质硬,边缘呈纤维化,肉芽灰白,其上方可见水肿的肛乳头。其下端皮肤可见有皮赘形成突出于肛门外,称为前哨痔。肛裂、前哨痔、肛乳头肥大同时存在称为肛裂“三联征”。

(三)临床表现

剧烈疼痛、便秘和出血是肛裂的典型症状。疼痛具有典型的周期性:即排便时刀割样疼痛,便后短时疼痛减轻,其后由于内括约肌痉挛又产生剧痛,可持续数小时。临床称为括约肌挛缩痛。直至括约肌疲劳、松弛后疼痛减轻。反复发作称为肛裂疼痛周期。排便时可有少量出血但大出血少见。

(四)诊断

根据病史及典型的排便周期性疼痛,结合以下专科检查,即可做出明确诊断。

1.肛门视诊

肛裂检查以肛门视诊为主,即患者放松肛门,医生用双手拇指将肛缘皮肤轻轻向两侧分开,可见肛管皮肤有棱形裂口,多见于肛门前、后位,以后位居多,偶见于肛管其他部位。急性肛裂的特点是裂口新鲜、色红、底浅、边缘柔软。慢性肛裂的裂口呈棱形,色白,底深,边缘不整齐,质硬。裂口旁结缔组织增生而形成

"外痔"。指诊时因肛门括约肌痉挛可引起剧烈疼痛,需注意。

2.肛门指诊

肛门指诊可引起肛门剧烈疼痛,一般不做,必要检查时在裂口处及其周围涂抹表面麻醉剂,或局部用 0.5%～1.0%利多卡因做浸润麻醉,等痛觉消失后再行肛门指诊检查。Ⅰ期肛裂指诊时,手指在肛管内可摸到边缘稍有突起的纵形裂口。Ⅱ期、Ⅲ期肛裂指诊时可摸到裂口的边缘隆起肥厚、坚硬,可有肥大的肛乳头,肛管多狭窄。Ⅳ期肛裂指诊时还可伴有脓性分泌物,肛管狭窄严重。

3.肛镜检查

肛门镜检查更容易引起剧烈疼痛,一般不做此项检查。如有必要,可在裂口处及其周围涂抹表面麻醉剂,或局部用 0.5%～1.0%利多卡因做浸润麻醉,等痛觉消失后再行肛镜检查。肛镜检查时可见裂口处呈椭圆形或梭形溃疡,Ⅰ期肛裂的溃疡边缘整齐,底呈红色;Ⅱ期、Ⅲ期肛裂的溃疡边缘不整齐,底深,呈灰白色,溃疡上端的肛隐窝呈深红色,可见肥大的肛乳头;Ⅳ期还可见深大的肛隐窝,在裂口下端轻轻按压,可见有少量脓性分泌物从裂口下端溢出。

(五)鉴别诊断

(1)血栓性外痔:疼痛是血栓性外痔的特点,活动与排便时加剧。肛诊时可见肛门处一卵圆形暗紫红色有一定张力包块。指诊肛门周围质硬性肿块,压痛明显。

(2)肛周脓肿:肛门周围持续性跳痛,排便或行走时加重。肛门指诊肛门周围有硬结或肿块,局部温度增高,压痛或有波动感。B超可探及脓腔。

(3)另外,需要与克罗恩病、溃疡性结肠炎、肠结核、肛周肿瘤等引起的肛周溃疡相鉴别,可取活组织做病理检查以明确诊断。肛裂检查时会引起剧烈疼痛,常在局麻下进行。

(六)治疗

1.非手术治疗

(1)口服缓泻剂或液状石蜡,使大便松软、滑润;纠正便秘,增加饮水和多纤维食物,保持大便通畅。

(2)局部温水坐浴,保持局部清洁。

(3)局麻下手指扩张肛管,维持 5 分钟以去除括约肌痉挛。

2.手术治疗

(1)肛裂切除术:在局麻或腰麻下,全部切除前哨痔、肥大的肛乳头、肛裂缘及深部不健康组织,必要时垂直切断内括约肌和外括约肌皮下部分。

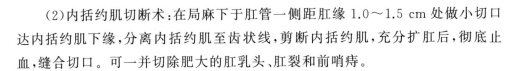

(2)内括约肌切断术:在局麻下于肛管一侧距肛缘 1.0～1.5 cm 处做小切口达内括约肌下缘,分离内括约肌至齿状线,剪断内括约肌,充分扩肛后,彻底止血,缝合切口。可一并切除肥大的肛乳头、肛裂和前哨痔。

三、肛瘘

(一)病因与发病机制

(1)污染粪便滞留肛隐窝引起肛腺炎,细菌沿间隙及淋巴扩散到周围,从而导致肛周脓肿是形成肛瘘的最主要原因。

(2)肛门直肠损伤,如外伤、吞咽骨头、金属,肛门镜检查、会阴部手术、内痔注射术等损伤肛管直肠引起细菌感染。肛裂反复感染可并发皮下瘘。

(3)结核、溃疡性结肠炎、克罗恩病、淋巴肉芽肿、放线菌病等,都可并发肛瘘。直肠肛管癌波及深部可并发肛瘘。糖尿病、白血病、再生障碍性贫血等,因机体抵抗力降低,可有血行感染引起脓肿。

(4)肛腺有雄性激素受体,当雄性激素升高时肛腺过度发育易诱发感染而形成肛周脓肿。这可以解释半岁以内的男婴易患肛周脓肿,而女婴却极少患肛周脓肿,因为男婴有一过性雄性激素分泌过多。男性肛瘘患者多于女性,也是这个原因。

(二)病理

肛瘘有原发性内口、瘘管、支管、和继发性外口。很少发现同时存在两个肛瘘且有不同的内口或者外口的患者。

病理学检查提示,一般肛瘘的内壁是由炎性肉芽组织构成,存在成纤维细胞、血管内皮细胞和组织细胞增生,伴有淋巴细胞、浆细胞和巨噬细胞等慢性炎细胞浸润,同时局部的被覆上皮、腺上皮和实质细胞也可增生。管壁外层有大量纤维组织。急性感染期时有大量白细胞、淋巴细胞、浆细胞浸润。慢性炎症时由于致炎因子的刺激较轻并持续时间较长,局部病变多以增生改变为主,变质和渗出较轻;由于瘘管与直肠相通,粪便可经常进入瘘管内,导致瘘管组织往往有多核巨细胞和较多单核细胞出现,或可见较多的嗜酸性细胞浸润。

结核性肛瘘,在管壁内可见到结核性肉芽组织甚至干酪样坏死,确诊需 Ziehl-Neelsen 染色的镜下提示结核分枝杆菌的培养。克罗恩病患者更多的表现为肛门疾病,除了肛瘘,还可以见水肿的肛乳头、广基的溃疡、肛管纤维化增生等表现。肛瘘很少发展成为癌,肛腺区域的长期慢性炎症被认为是恶变的因素。但是这一类的临床报道少见。肛周克罗恩病可使肛管癌的发生率增加。

(三)临床表现

(1)多有直肠肛管周围感染或肛旁脓肿病史。

(2)肛周反复肿胀、疼痛、流脓或有分泌物,较大的高位瘘不受括约肌控制,常有粪便及气体排出,有瘙痒感。也可短时间封闭后再次破溃,外口闭合后局部可有红、肿、热、痛等炎症反应。

(3)肛周可见一个或多个外口及肉芽组织,沿外口向肛门皮下可触及条索状物或硬结,挤压可有轻微疼痛,外口有分泌物溢出。

(四)诊断

内外瘘的诊断一般不难,除有肛门周围脓肿破溃史,或手术切开引流史,检查时可见肛门附近皮肤上有一凹陷,或一乳头状突起,或一肉芽组织隆起。压之有少量脓液,或带血脓性分泌物溢出。有时在皮下还可摸到一绳索样瘘管。将右示指伸入肛门,在齿状线上可摸到一小硬结,硬结中央有一凹陷,就是内口。这种凹陷,多半在肛门后部正中线上,或稍偏一侧。用拇指在肛门外,与示指相对触摸,可触到一硬索条,顺索条向内,可触到内口,一般诊断可确定。复杂的瘘管有时还需碘油造影。

(五)治疗

1.非手术治疗

堵塞法:1%的甲硝唑、生理盐水冲洗瘘管后,用生物蛋白胶自外口注入。该法适用于单纯性肛瘘,无创伤、无痛苦但治愈率较低仅25%。

2.手术治疗

原则:切除或切开瘘管,使创面敞开,引流通畅,促使愈合。

(1)瘘管切开术:适用于低位肛瘘,手术在骶麻或局麻下进行,将瘘管全部切开,引流通畅,促使愈合。因瘘管在括约肌深部以下,切开仅损伤外括约肌皮下部分,不会使肛门失禁。

(2)挂线法:手术在骶麻或局麻下进行,将探针自外口插入,循瘘管走向由内口穿出,在内口处探针上缚以消毒的橡皮筋或丝线,引导穿过整个瘘管,将内外口之间的皮肤切开,后扎紧挂线。术后每日坐浴,保持清洁。在3~5天后再次扎紧挂线。一般术后10~14天挂线自行脱落,伤口愈合。适用于距肛门3~5 cm内,有内外口低位或高位,单纯或复杂性瘘切开或切除后的辅助治疗。最大的优点是不会发生肛门失禁。

(3)肛瘘切除术:用于单纯性低位肛瘘,将瘘管全部切除直至正常组织。切除肛瘘后遗留的创面,一般以开放换药为原则。简单的表浅性低位肛瘘,切除瘘管后可考虑将创口一期缝合。

（4）对于复杂性肛瘘，需合并应用几种手术方法，如先使之成为单纯性肛瘘，再用挂线疗法处理。

四、直肠肛管周围脓肿

（一）病因

绝大部分直肠肛管周围脓肿是由肛腺感染引起。

（二）病理

肛腺多位于内外括约肌之间。腹泻、便秘时易引发肛腺发炎，向上可达直肠周围疏松结缔组织，形成高位肌间脓肿或骨盆直肠间隙脓肿；向下达肛周皮下，形成肛周脓肿；向外穿过外括约肌，形成坐骨肛管间隙脓肿；向后可形成肛管后间隙脓肿或直肠后间隙脓肿。以肛提肌为界，将直肠肛管周围脓肿分为肛提肌上部脓肿和肛提肌下部脓肿。

（三）临床表现

1.症状

（1）肛周脓肿：最常见，全身感染症状不明显，以局部症状为主，肛周持续性跳动性疼痛，行动不便，坐卧不安。病变处明显红肿，有硬结和压痛，脓肿形成可有波动感，穿刺可抽出脓液。

（2）坐骨肛管间隙脓肿：又称坐骨直肠窝脓肿，也比较常见，多由肛腺感染经外括约肌向外扩散到坐骨直肠间隙而形成。此间隙较大，因而形成的脓肿亦大而深，容量可达 $60\sim90$ mL。患侧出现持续性肿胀痛，逐渐加重，继而为持续性跳痛，排便或行走时疼痛加剧，可有排尿困难和里急后重；全身症状明显，如头疼、乏力、发热、食欲缺乏、恶心、寒战等。早期症状不明显，以后出现肛门患侧红肿，双臀不对称；局部触诊或直肠指检时患侧有深压痛，甚至波动感。如不及时切开，脓肿多向下传入肛管周围间隙，再由皮肤穿出，形成肛瘘。

（3）骨盆直肠间隙脓肿：又称骨盆直肠窝脓肿，较为少见，但很重要。多由肛腺脓肿或坐骨直肠间隙脓肿向上穿破肛提肌进入骨盆直肠间隙引起，也可由直肠炎、直肠溃疡、直肠外伤引起。此间隙较大较深，引起局部症状不明显但全身症状较重，早期即可有全身中毒症状，如发热、寒战等，局部有直肠坠胀、便意、排尿困难。局部皮肤多无异常，直肠指检可在直肠壁上触及肿块，有压痛和波动感。诊断可由肛管超声或 CT 检查，穿刺抽出脓液可作出最后诊断。

（4）其他：肛门括约肌间隙脓肿、直肠后间隙脓肿、高位肌间脓肿、直肠壁内脓肿(黏膜下脓肿)。位置深,局部症状不明显,主要表现为会阴部坠胀和排便疼痛感;有不同程度的全身感染症状,直肠指检可摸到疼痛性肿块。

2.体检

直肠指诊:肛门周围有硬结或肿块,局部温度增高、压痛或有波动;位于肛提肌以上的脓肿可触及痛性肿块。肿块有波动时穿刺可抽出脓液。

(四)辅助检查

1.实验室检查

血常规化验结果表现为白细胞及中性粒细胞计数增高。

2.影像学检查

B超或CT检查可探及脓腔。

(五)诊断与鉴别诊断

结合患者临床表现及辅助检查结果,即可诊断本病。

与以下2种疾病进行鉴别。①血栓性外痔:边界清楚,周围皮肤无炎性反应,但有时可引起脓肿。②肛周皮肤疖肿感染:有一个或多个毛囊感染病史,表面可见脓头,可发展成脓肿。

(六)治疗

1.非手术治疗

抗生素治疗:选用对革兰阴性杆菌有效的抗生素;局部坐浴或理疗。

服缓泻剂或液状石蜡以减轻排便时疼痛。

2.手术治疗

脓肿切开引流是治疗直肠肛管脓肿的主要方法,一旦明确诊断,即应切开引流。手术方式是因脓肿部位而定。

(1)肛周脓肿:在局麻下进行,以波动感明显处做放射形切口,无需填塞以保证引流通畅。

(2)坐骨肛管间隙脓肿:手术要在腰麻或骶麻下进行,在压痛明显处用粗针先做穿刺,抽出脓液后,在该处做一平行于肛缘的弧形切口,切口要够长,可用手指探查脓腔。切口应距肛缘 3～5 cm 以免损伤括约肌。置管或放油纱布条引流。

(3)骨盆直肠间隙脓肿:在硬膜外麻醉或全麻下进行,切开部位因脓肿来源不同而不同,脓肿向肠腔突出,手指在直肠内可触及波动,应在肛镜下行相应部位切开引流,切缘用可吸收线缝扎止血;若经坐骨直肠间隙引流,日后易出现肛门括约肌外瘘。对于经括约肌肛瘘感染者,引流方式与坐骨肛管间隙脓肿相同,

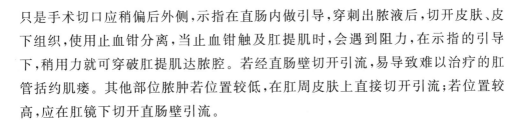

只是手术切口应稍偏后外侧,示指在直肠内做引导,穿刺出脓液后,切开皮肤、皮下组织,使用止血钳分离,当止血钳触及肛提肌时,会遇到阻力,在示指的引导下,稍用力就可穿破肛提肌达脓腔。若经直肠壁切开引流,易导致难以治疗的肛管括约肌瘘。其他部位脓肿若位置较低,在肛周皮肤上直接切开引流;若位置较高,应在肛镜下切开直肠壁引流。

五、直肠脱垂

直肠壁部分或全层向下移位,称为直肠脱垂。仅直肠黏膜脱垂称为直肠黏膜脱垂或不完全脱垂。如果下移的直肠壁在直肠腔内,称为直肠内脱垂;下移到肛门外称为外脱垂。

(一)病因与病理

病因不明,认为与多因素有关。

1.解剖因素

幼儿发育不良、年老体弱、营养不良者,易出现肛提肌和盆底筋膜薄弱无力;手术、外伤损伤直肠周围肌或神经等都可使直肠周围组织对直肠的固定减弱,发生直肠脱垂。

2.腹压增高

便秘、腹泻、前列腺肥大、慢性咳嗽、多产等使腹压增高,使直肠脱垂。

3.其他

内痔、直肠息肉经常脱出,向下牵拉直肠黏膜,诱发黏膜脱垂。

(二)分类

1.根据脱垂程度

分为直肠部分脱垂和直肠完全脱垂2种。

(1)直肠部分脱垂(不完全脱垂)是由于直肠黏膜与肌层分离后,直肠下端黏膜脱出肛门外,称直肠部分脱垂,又称直肠黏膜脱垂。脱出长度为2~3 cm,一般不超过7 cm。黏膜皱襞呈放射状,脱垂部为两层黏膜组成。脱垂黏膜与肛门之间无环状凹沟。

(2)直肠完全脱垂为直肠的全层脱出,严重者直肠、肛管均翻出肛门外。脱出度常在10 cm左右,少数可达20 cm。呈宝塔形,黏膜皱襞呈环状排列,脱垂部为两层折叠的全层肠壁组成。触之较厚,两层肠壁间为腹膜间隙。肛管未脱垂者,脱垂直肠与肛门之间有环状凹沟,伴有肛管脱垂的严重脱垂者,环状凹沟部分消失或完全消失。

2.三度分型法

(1)Ⅰ度脱垂:排便或增加腹压时,直肠黏膜脱出肛门外,长度约 3 cm,触之柔软,便后脱出部分可自行回纳。检查指诊时有脱垂黏膜堆积在肠腔内,触之柔软,能上下移动。镜检:由于黏膜松弛向下脱垂,而不易看到肠腔开口。

(2)Ⅱ度脱垂:排便或增加腹压时直肠全层脱出,长度可达 4～8 cm,手压迫复位,触摸脱出的包块肥厚有弹性,肛门括约肌较松弛者。

(3)Ⅲ度脱垂:排便时肛管、直肠、部分乙状结肠外翻脱出,长达 8 cm 以上,用手推压较难复位。脱出部为黏膜糜烂,触之肥厚,失去弹性,括约肌松弛,手法复位后,肛门闭合不紧者。

(三)临床表现

主要症状为排便时有肿物从肛门脱出,开始时较小,排便完自行还纳。随着时间延长,发生脱垂的次数增加,脱出体积也随之增大,便后不能自行还纳,需用手复位。随着病情加重,可引起不同程度的肛门失禁,常有黏液流出引起肛周皮肤瘙痒和皮肤湿疹。

检查时嘱患者卜蹲后用力屏气,使直肠脱出,肛门可见圆形、红色、表面光滑肿物。黏膜皱襞呈放射状;脱出一般不超过 3 cm;指诊仅触及两层黏膜;肛门收缩无力。直肠完全脱垂严重时,可见排便后有 10～15 cm 甚至更长肠管脱出。

肠壁部分或全层向下移位,称为直肠脱垂。仅直肠黏膜脱垂称为直肠黏膜脱垂或不完全脱垂。如果下移的直肠壁在直肠腔内,称为直肠内脱垂;下移到肛门外称为外脱垂。

(四)辅助检查

1.结肠镜或钡灌肠

判断是否合并结直肠肿瘤、结肠冗长、憩室、炎症等结直肠器质性病变;镜检可见到远端直肠充血、水肿,有时可在套叠处或脱垂折叠处见糜烂红斑,孤立性直肠溃疡等。

2.排粪造影

排粪造影对诊断直肠内脱垂有重要作用,可见到近端直肠套入远端直肠内。当考虑有其他盆底薄弱疾病时,如会阴下降综合征、直肠前突等,应联合进行盆腔造影或排便造影与阴道、膀胱同步造影,以获得更完整的盆底内脏动态影像资料。

3.直肠腔内超声

直肠内脱垂可发现黏膜上皮下增厚,同时可判断内括约肌厚度及直肠内外

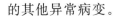

的其他异常病变。

4.直肠肛管测压

直肠全层套叠时肛管静息压显著降低,黏膜脱垂时肛管压力亦会降低;伴有便秘、大便失禁时均可发现相应异常改变。

5.结肠传输试验

该试验用以判断是否合并慢传输型便秘,慢通过型直肠内脱垂的排空延迟可发生于各段结肠。

6.动态磁共振

动态磁共振可以有效显示直肠周围软组织的情况。

(五)诊断与鉴别诊断

依据患者的主诉及患者用力排便时可出现直肠黏膜或直肠全层脱出的体征,则易诊断。直肠指诊常感肛门括约肌松弛无力。直肠内脱垂检查时可触及直肠黏膜下松弛的黏膜堵塞肠腔,肛门镜下见直肠末端黏膜堆积肠腔内,由于黏膜的堆积,看不清肠腔。外脱出的直肠脱垂主要依据脱出的大小形状即可做出诊断。

直肠黏膜脱垂与环状内痔脱出鉴别:表现不同,环状内痔脱出时可见到肥大的痔块,呈梅花状,易出血,表面暗紫,痔块之间出现凹陷的正常黏膜,指诊括约肌收缩有力;直肠黏膜脱垂为环状,黏膜平滑光亮,色淡红,重者括约肌松弛。

(六)治疗

1.一般治疗

幼儿直肠脱垂有自愈的可能,应该注意缩短排便时间,便后立即将脱出的肠管复位。成人也应积极治疗便秘、咳嗽等引起腹内压升高的因素,保持大便通畅。以避免使直肠脱垂加重和治疗后复发。

2.注射治疗

将硬化剂注射到脱垂部位的黏膜下层内使黏膜和肌层产生无菌性炎症,粘连固定。常用的注射剂有5%的苯酚植物油和5%的盐酸奎宁尿素水溶液。

3.手术治疗

成人完全直肠脱垂以手术治疗为主。手术方法很多,各有优点和不同的复发率。手术途径有四种:经腹部、经会阴、经腹会阴和经骶部。直肠悬吊固定术治疗直肠脱垂的疗效肯定。术中游离直肠后,可通过多种方法将直肠和乙状直肠固定在周围组织上。可同时缝合松弛的骨盆筋膜、肛提肌,切除冗长的乙状结肠、直肠。

经会阴手术操作安全,但容易复发。近年来,采用痔上黏膜环切方法治疗直肠黏膜脱垂取得较好的疗效。对于年老体弱患者进行肛门环缩术治疗直肠脱垂。

参 考 文 献

［1］张学文,姚世新,陈志强,等.普外科多发病诊断与治疗［M］.哈尔滨:黑龙江科学技术出版社,2022.

［2］周福生,徐存东,刘大成,等.普外科疾病临床实践［M］.哈尔滨:黑龙江科学技术出版社,2022.

［3］牛刚.普外科疾病诊治与治疗策略［M］.开封:河南大学出版社,2021.

［4］薛勇.普外科疾病诊疗基础与实践应用［M］.汕头:汕头大学出版社,2022.

［5］肖志强.实用普外科诊治技术［M］.北京:科学技术文献出版社,2021.

［6］王瀚锐,陈云飞,黄勇平,等.普外科常见疾病诊疗与周围血管外科手术技巧［M］.北京:中国纺织出版社,2022.

［7］金振美.普外科诊疗与监护技术［M］.长春:吉林科学技术出版社,2021.

［8］田浩,孙艳南,昌春雷,等.普通外科疾病诊疗方法与手术要点［M］.北京:中国纺织出版社,2022.

［9］宋奇锋,裴秀荣,潘天生.临床普外科诊疗实践［M］.沈阳:辽宁科学技术出版社,2021.

［10］张新,池小斌,王国萍.临床外科诊疗与实践应用［M］.汕头:汕头大学出版社,2022.

［11］张虎,石剑,钟才能,等.普外科手术要点与并发症防治［M］.开封:河南大学出版社,2021.

［12］赵秀瑶,付强,张景坤,等.现代外科常见病与微创手术［M］.哈尔滨:黑龙江科学技术出版社,2022.

［13］张祁,吴科敏.普外科常见病临床诊疗方案与护理技术［M］.北京:中国纺织出版社,2021.

[14] 郑树森,匡铭,徐骁,等.外科学[M].北京:中国医药科技出版社,2022.

[15] 徐冬,肖建伟,李坤,等.实用临床外科疾病综合诊疗学[M].青岛:中国海洋大学出版社,2021.

[16] 田淇第,陈爱武,张其昌.消化系统慢性病诊断与治疗[M].郑州:河南科学技术出版社,2021.

[17] 卫洪波.外科实习医师手册[M].北京:人民卫生出版社,2021.

[18] 宁尚波.现代外科技术与手术治疗方法[M].北京:中国纺织出版社,2022.

[19] 蒿汉坤,洪军.图解全腹腔镜下胃癌根治术[M].上海:上海科学技术出版社,2022.

[20] 季加孚,樊代明,郝希山.胃癌[M].天津:天津科技翻译出版有限公司,2022.

[21] 田艳涛,李子禹,黄华,等.腹腔镜胃癌手术难点及对策[M].北京:人民卫生出版社,2022.

[22] 陈向荣.肝病医师临床思维[M].长沙:湖南科学技术出版社,2021.

[23] 罗迪贤,颜宏利,夏承来,等.肿瘤临床检验诊断学[M].北京:科学技术文献出版社,2021.

[24] 汪忠镐,季锋.胃食道反流病[M].郑州:河南科学技术出版社,2021.

[25] 宋天强,樊代明,郝希山.肝癌[M].天津:天津科技翻译出版有限公司,2022.

[26] 陈钢.肝癌的诊断与多学科治疗研究[M].天津:天津科学技术出版社,2021.

[27] 岳欣欣,陈挺松,李京,等.原发性肝癌中西医结合诊疗策略[M].沈阳:辽宁科学技术出版社,2021.

[28] 王力源,于海泓.直肠脱垂的临床外科诊疗进展综述[J].中国实用医药,2023,18(4):172-174.

[29] 朱正纲.胃癌外科综合治疗的若干进展与展望[J].外科理论与实践,2023,28(1):1-6.

[30] 王恩博,王东.早期肝癌患者应用超声引导下微波治疗术和外科手术治疗的效果观察[J].中国实用医药,2023,18(1):62-64.

[31] 王超,张继业,雷彬花.直肠经肛门拖出切除术治疗低位直肠癌的疗效及预后[J].实用癌症杂志,2023,38(6):990-992.

[32] 彭敏,邱晖,刘晓林.腹腔镜手术治疗胃、十二指肠溃疡急性穿孔的临床效果分析[J].中外医疗,2023,42(7):69-72.